JASPER CAVEN

HUNGER STOFFWECHSEL

RAUS AUS DER ABNEHMFALLE

Hinweis

Haftungsausschluss

ISBN 978-3-00-061125-4 · © 2018 omos media GmbH · Berliner Allee 68 · 13088 Berlin

VORWORT

Mein Name ist Jasper Caven, ich bin studierter Ernährungsberater und Dozent für Sporternährung. Ich beschäftige mich seit über 10 Jahren mit dem Thema Ernährung und habe vom ersten Tag an gemerkt, dass das Thema Abnehmen allgegenwärtig ist. Ich habe damals meinen Zivildienst im Kindergarten gemacht und meine Kolleginnen haben mich gefragt, wie man am besten abnehmen kann. Ich habe meine Oma besucht und sie hat mich gefragt, ob diese neue „Ananas-Diät" tatsächlich funktioniert. Ich habe Freunde getroffen und sie haben mich gefragt, mit welchem Supplement sie noch schneller Fett verbrennen können.

Aber eins ist mir in meiner Zeit als Ernährungsberater am häufigsten aufgefallen. Die meisten Kunden, die zu mir kamen, waren einen Schritt weiter. Wer abnehmen will muss weniger essen. Das weiß schließlich jeder. An Motivation fehlte es ihnen nicht. Im Gegenteil. Sie reduzierten also die Nahrungsaufnahme. Anfangs verloren sie auch immer an Gewicht, aber dann stagnierte es. Also reduzierten sie das Essen noch stärker. Und wenn das nicht mehr half, verlängerten sie die Sporteinheiten. Bis sie schließlich das Gefühl hatten, sie könnten kaum noch etwas essen ohne zuzunehmen. Und das obwohl sie ihr Zielgewicht noch lange nicht erreicht hatten. Und dafür bieten die Mainstream-Medien und Abnehmzeitschriften leider keine Lösung an. Genau diese Lücke möchte ich mit diesem Buch schließen. Ich möchte dir ein tiefgehendes Verständnis dafür geben, wie Fett verstoffwechselt wird und welche Faktoren deinen Stoffwechsel beeinflussen. So wirst du verstehen, worauf du bei einer Diät wirklich achten musst, um nicht zu stagnieren und welche Ratschläge du besser ignorierst.

Am Ende des Tages nützt aber das Fachwissen nichts, wenn du die Diät im Alltag nicht durchhältst. Darum gebe ich dir nicht nur klare Handlungsanweisungen für die Praxis mit, sondern auch eine Schritt-für-Schritt-Anleitung, wie du neue Gewohnheiten in deinen Alltag integrieren und Rückfälle vermeiden kannst.

Ich wünsche dir ganz viel Erfolg auf dem Weg zu deiner Wunschfigur. Ich hoffe, dass dich mein Buch bis an dein Ziel bringt.

Natürlich weiß ich, dass es manchmal schwer ist anzufangen und das ganze Wissen aus dem Buch in deinen Alltag zu integrieren.

Wenn du also:

- Hilfe bei der Umsetzung benötigst,
- eine persönliche Betreuung möchtest,
- unter Krankheiten, Unverträglichkeiten oder Allergien leidest oder
- dein Ziel noch schneller erreichen möchtest,

melde dich bei mir und ich werde dich bis an dein Ziel begleiten. Du findest die Möglichkeit für ein Coaching mit mir auf:

https://jasper-caven.de/coaching

Oder du scannst einfach diesen QR-Code:

INHALT

DER URMENSCH

Unser Abnehmverhalten wird stark von unserer Genetik beeinflusst und unsere Genetik wird stark von unseren Vorfahren bestimmt *(O'rourke, 2014)*. Da der Urmensch regelmäßig Hungersnöte überstehen musste, hat sich der menschliche Körper diesen Ansprüchen mit der Zeit angepasst. Die Fähigkeit schnell Fett anzusetzen wurde essenziell. Die Urmenschen, die nur schwer Fett ansetzten starben immer häufiger während der Hungerperioden, wohingegen die Artgenossen, die leichter Fett ansetzten sich fortpflanzten. Dies hat dazu geführt, dass heutzutage viele Menschen die Gene in sich tragen, die leicht Fettgewebe aufbauen *(Prentice et al., 2005; Sellayah et al., 2014)*.

Dies ist jedoch gar nicht mehr notwendig. In unserer heutigen Gesellschaft leben wir im Überfluss. Die Bewegung wird weniger, die Nahrung immer kalorienreicher. Fastenphasen gibt es gar nicht mehr. Die Kombination aus einer Genetik, die darauf ausgelegt ist, leicht Fett anzusetzen und einem Lifestyle sowie Umwelteinflüssen, die uns viel Stress und Kalorien, aber wenig Bewegung bieten ist der ideale Nährboden für Übergewicht *(Speakman, 2013)*.

Bei einer Diät kämpft man also nicht nur gegen die äußeren Reize an, sondern auch gegen die eigenen Gene. Genau das ist auch der Grund warum die meisten Diäten scheitern. Bevor jedoch im Detail erklärt wird, wie der Körper in Diätphasen gegen das Abnehmen ankämpft und wie man diese Mechanismen umgeht, sollte geklärt werden, ab wann denn überhaupt von Übergewicht die Rede ist.

BMI

Heutzutage dreht sich alles um das Körpergewicht. Nicht nur optisch; auch Zivilisationskrankheiten, wie Diabetes, Herzinfarkt und

Schlaganfall, werden mit Übergewicht in Verbindung gebracht. Doch ab wie viel Kilo Körpergewicht ist man denn eigentlich zu dick? Hier soll der Body-Mass-Index (BMI) aufklären.

WIE BERECHNE ICH MEINEN BODY-MASS-INDEX?

Hierbei wird dein Körpergewicht in kg durch deine Körpergröße in m hoch zwei geteilt.

Beispiel für einen 75 kg schweren und 1,80 m großen Mann:

$75 : 1{,}8^2 = 75 : (1{,}8 * 1{,}8) = 75 : 3{,}24 = 23{,}1$

Das Ergebnis zeigt dir, wie dicht du an deinem Normalgewicht liegst und wie hoch das Risiko ist, unter Begleiterkrankungen von Übergewicht zu leiden.

Gewichtsklassifikation bei Erwachsenen nach WHO (2000):

Kategorie	BMI	Risikofaktor für Begleiterkrankungen des Übergewichts
Untergewicht	<18,5	Niedrig
Normalgewicht	18,5-24,9	Durchschnittlich
Übergewicht	>25,0	

Prä-Adipositas	25-29,9	Gering erhöht
Adipositas Grad I	30-34,9	Erhöht
Adipositas Grad II	35-39,9	Hoch
Adipositas Grad III	>40	Sehr hoch

Der Body-Mass-Index bezieht sich auf das reine Körpergewicht. Er bestimmt anhand deiner Körpergröße, ob du zu viel oder zu wenig Gewicht hast. Dies bringt jedoch einige Kritikpunkte mit sich. Darum wird bereits versucht, neue Faktoren in den BMI zu integrieren.

DER BMI NACH ALTER

Bei diesem BMI-Rechner wird neben dem Körpergewicht und der Körpergröße auch das Alter miteinbezogen. Die daraus entstehenden Referenzwerte sehen wie folgt aus:

Alter	**BMI**
19-24 Jahre	19-24

25-34 Jahre	20-25
35-44 Jahre	21-26
45-54 Jahre	22-27
55-64 Jahre	23-28
>64 Jahre	24-29

Der BMI-Rechner erlaubt hierbei einen höheren BMI, desto älter du wirst. Diese Herangehensweise ist jedoch äußerst fragwürdig. Es ist normal, dass die Muskelmasse im Alter abnimmt. Bei gleichbleibendem Körpergewicht steigt also automatisch der Körperfettanteil. Ab einem Alter von ca. 60 Jahren ist dies eventuell auch nützlich, da das Hungergefühl abnehmen kann und man somit genügend Reserven hat. Es ist jedoch unnötig, das zulässige Gesamtgewicht, bei bereits höherem Körperfettanteil, anzuheben. Zusätzlich werden leicht übergewichtige Menschen, die ihr aktuelles Gewicht halten, über die Jahre hinweg als normalgewichtig eingestuft, obwohl sie kein Gramm abnehmen und der BMI stabil bleibt. Andersherum bedeutet dies auch, dass sehr schlanke Menschen, die ihr Gewicht nicht steigern, über die Jahre hinweg untergewichtig werden, obwohl auch sie nicht abnehmen.

Diese Beispiele machen deutlich, dass die aktuelle Kategorisierung nach Alter für die Berechnung des Body-Mass-Index wenig Sinn ergibt.

DER BMI NACH GESCHLECHT

Ein weiterer Versuch einen aussagekräftigeren BMI-Rechner zu entwerfen ist die Unterteilung nach Geschlecht. Die Idee dahinter ist grundlegend korrekt, da Männer mehr Muskulatur besitzen als Frauen. Dies gilt jedoch nur für den Regelfall. Eine sehr durchtrainierte Frau kann durchaus mehr Muskulatur besitzen als ein untrainierter Mann. Dies kann der BMI-Rechner jedoch nicht berücksichtigen.

Gewichtsklassifikation nach DGE, Ernährungsbericht 1992:

Kategorie	BMI - Frau	BMI - Mann
Untergewicht	<19	<20
Normalgewicht	19-23,9	20-24,9
Übergewicht	24-29,9	25-29,9
Adipositas Grad I	30-34,9	30-34,9

Adipositas Grad II	35-39,9	35-39,9
Adipositas Grad III	>40	>40

Auch wenn über diese Berücksichtigung zusätzlicher Faktoren und neue Tabellen bereits eine genauere Auswertung des Body-Mass-Index angestrebt wird, so gibt es doch weitere Schwachstellen, die damit nicht behoben werden können. Die beiden wichtigsten Aspekte, die den BMI-Rechner ungenau werden lassen sind:

- Der BMI-Rechner berücksichtigt keine Muskulatur.
- Der BMI-Rechner berücksichtigt nicht wo das Fett gespeichert ist.

BODY-MASS-INDEX FÜR SPORTLER

Jedes Kilo mehr Muskulatur lässt den Body-Mass-Index ansteigen. Somit ist keine Aussage über einen zu hohen Körperfettanteil möglich. Wer durchtrainiert aussehen möchte, muss jedoch genau diesen reduzieren und dabei seine Muskulatur erhalten. Wer also Muskulatur aufbaut, rutscht trotz wenig Fett ins „Übergewicht". So wäre Arnold Schwarzenegger in der Blüte seines Lebens bei einem BMI von ca. 30 und damit, laut BMI-Rechner, im Anfangsbereich von Adipositas Grad I gelandet. Natürlich war Arnold Schwarzenegger nicht übergewichtig, sondern extrem muskulös und durchtrainiert. Während der BMI also als Richtwert für die durchschnittliche Gesellschaft funktioniert, zeigt er klare Schwächen in individuellen Fällen, wie z.B. sehr muskulösen Menschen, auf.

WAS SAGT DER BMI ÜBER MEINE GESUNDHEIT AUS?

Es gibt eine Vielzahl von Zivilisationskrankheiten. Viele davon werden durch Übergewicht gefördert. Gesundheitliche Begleiterkrankungen durch Übergewicht sind z.B.:

- Bluthochdruck
- Diabetes mellitus Typ 2
- Fettstoffwechselstörungen
- Herzinfarkt
- Schlaganfall

Diese Erkrankungen werden jedoch nicht vom reinen Körpergewicht, sondern von einem zu hohen Fettanteil begünstigt. Da der BMI-Rechner jedoch keine Aussage über den Körperfettanteil treffen kann, kann er auch keine Aussage über das Risiko einer Erkrankung treffen. Selbst wenn er den Körperfettanteil miteinbeziehen könnte, reicht auch dieser allein nicht aus, um ein Risiko zu bestimmen. Es gibt verschiedene Typen der Fettverteilung. Den Apfel-Typ, bei welchem sich das Fett hauptsächlich im Bauchbereich ansiedelt, und den Birnen-Typ, bei welchem das Fett vor allem an Bauch, Beinen und Po sitzt. Das Fettgewebe am Bauch, insbesondere das viszerale Fett im Bauchinnenraum, ist jedoch wesentlich hormonaktiver und hat darum größere Auswirkungen auf die Gesundheit. Um zu bestimmen, wie hoch das Risiko für die oben aufgeführten Erkrankungen ist, muss also das Bauchfett berechnet werden. Da der BMI-Rechner dies nicht ermöglicht, gibt es hierfür den Taille-Hüft-Quotienten, welcher Richtwerte für eben dieses Risiko angibt.

TAILLE-HÜFT-QUOTIENT

Der Taille-Hüft-Quotient (THQ) ermittelt das Verhältnis zwischen Taille und Hüfte. Hierfür misst man mit einem Maßband den Umfang von Taille und Hüfte und teilt anschließend den Taillenumfang durch den Hüftumfang. Man misst die Taille zwischen Rippenbogen und Beckenkamm und die Hüfte an der dicksten Stelle.

Im Gegensatz zum Body-Mass-Index kann hierbei keine Aussage über das Körpergewicht, dafür aber über das Krankheitsrisiko getroffen werden, wie die folgende Tabelle aufzeigt:

Kategorie	**THQ Frau**	**THQ Mann**	**Risiko**	**Körpertyp**
Normal-gewicht	<0,8	<0,9	Niedrig	Birnen-Typ
Übergewicht	0,8- 0,84	0,9-0,99	Erhöht	Birnen-Typ
Adipositas	>0,85	>1,0	Hoch	Apfel-Typ

Liegt dein Wert über:

0,85 als Frau
1,0 als Mann

so besteht ein hohes Risiko für Herzinfarkt und Schlaganfall, da das viszerale Fettgewebe stoffwechselaktiver als Fettpolster an Hüfte, Bein oder Po ist.

KÖRPERTYPEN

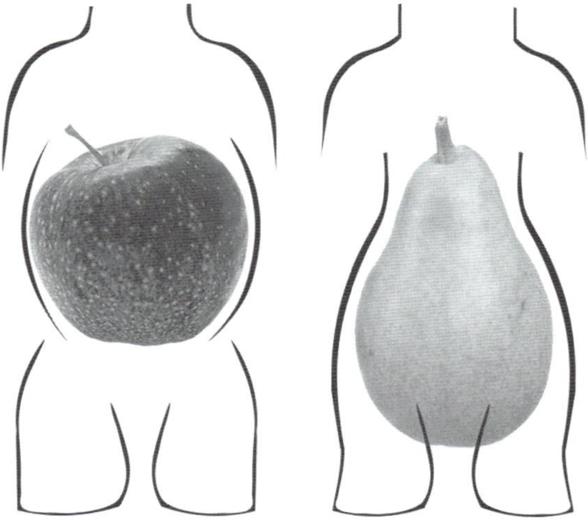

Mit dem THQ kann man Körpertypen nun auch in die bekannten Kategorien des „Apfel-Typs" und des „Birnen-Typs" einordnen. Beim Apfel-Typ ist das Risiko an Zivilisationskrankheiten zu leiden wesentlich höher, da bei diesem Typ wesentlich mehr viszerales Fett vorhanden ist. Meist neigen Männer eher zum Apfel-Typ, da sich das Fett bei ihnen primär im Bauchraum ansammelt. Viele Frauen haben eher eine birnenförmige Verteilung des Fettes an Bauch, Hüfte und Beinen. Dennoch gibt es auch Frauen, die eher zum Apfel-Typ neigen.

Aber auch die Kategorisierung nach dem THQ hat einen großen Kritikpunkt. Es stimmt zwar, dass das viszerale Fettgewebe wesentlich aussagekräftiger in Bezug auf Zivilisationskrankheiten ist als der BMI, es sollte jedoch eher die Gesamtmenge als das Verhältnis beachtet werden. Wenn der Fettanteil sowohl an der Hüfte als auch an der Taille gleichmäßig ansteigt, wächst das viszerale Fettgewebe; da aber auch der Hintern wächst, bleibt das Verhältnis gleich. Um diesen Messfehler auszuschließen, sollte zusätzlich zum THQ auch der reine Bauchumfang gemessen werden. Folgender Umfang gilt dabei als Obergrenze:

Männer: 102 cm
Frauen: 88 cm

Übersteigt der Bauchumfang diese Werte, so dient der THQ nicht mehr als adäquate Messmethode, da der absolute Anteil an Bauchfett bereits zu hoch ist.

Auch der gesamte Körperfettanteil kann berücksichtigt werden. Die folgenden Bereiche gelten als normaler Körperfettanteil:

Mann: 10-20 %
Frau: 20-30 %

DIE KALORIENBILANZ

Die Kalorienbilanz ist die entscheidende Stellschraube, wenn es darum geht, ob du Gewicht zunimmst oder reduzierst. Sie beschreibt das Verhältnis zwischen der Energiemenge, die du mit der Nahrung aufnimmst und der, die dein Körper verbraucht *(Hill et al., 2012)*. Hierbei kann man drei Situationen erschaffen:

- Du isst mehr Kalorien als dein Körper verbraucht und nimmst zu.
- Du isst genauso viele Kalorien wie dein Körper verbraucht und dein Gewicht bleibt gleich.
- Du isst weniger Kalorien als dein Körper verbraucht und nimmst ab.

Die meisten Menschen kennen diese Grundsätze bereits, dennoch ist es mir wichtig, sie erneut zu betonen, da heutzutage so viele Diäten und Mythen kursieren, dass sie schnell vergessen werden. Viele Menschen sind nach ihrer Recherche verwirrter als vorher. Die eigentlichen Faktoren, die über eine erfolgreiche Gewichtsreduktion entscheiden bleiben jedoch immer gleich. Da sich daraus aber nicht hunderte neuer Wunderdiäten schaffen lassen, wird der Fokus auf unwichtige Punkte, wie zum Beispiel auf die Uhrzeit oder auf die Verteufelung bestimmter Lebensmittel, gelenkt. Und viele Menschen haben mit diesen Diäten auch Erfolg, denn wer beispielsweise abends nichts mehr isst, reduziert damit meist unbewusst seine Gesamtkalorienzufuhr. Das Problem ist nur, dass es auch Menschen gibt, die unbewusst ein größeres Frühstück und ein größeres Mittagessen zu sich nehmen, wenn sie das Abendessen weglassen. Und diese nehmen dann nicht ab. Ob man mit diesen Diäten abnimmt oder nicht, ist also eher ein Glücksspiel. Sinnvoller ist es, sich direkt auf die wichtigsten Stellschrauben zu konzentrieren und die allerwichtigste ist und bleibt die Gesamtkalorienbilanz.

Leichter wird eine Diät jedoch auch dann nicht, wenn man die Kalorienbilanz berücksichtigt, denn diese wird durch viele Faktoren beeinflusst:

- Enzyme
- Gene
- Hormone
- Körperzusammensetzung
- Psyche
- Schlafdauer
- Stress
- Umwelt
- Verhalten

Wir müssen es also auch schaffen, die Theorie in die Praxis umzusetzen. Wie genau eine Ernährung geplant werden sollte und welche Methoden dabei helfen, diese auch dauerhaft einzuhalten wird in der zweiten Hälfte dieses Buches detailliert erklärt.

Der gesamte tägliche Energieverbrauch wird im Englischen „total daily energy expenditure" (TDEE) genannt und ist die Summe aus folgenden Komponenten:

- Grundumsatz
- Alltagsaktivität
- thermischer Effekt der Lebensmittel
- sportliche Betätigung

DER GRUNDUMSATZ

Der Grundumsatz wird im Englischen „basal metabolic rate" (BMR) genannt und macht den größten Teil des Kalorienverbrauchs aus. Er beschreibt den Kalorienverbrauch in völliger Ruhe. Im Englischen wird dies als „resting energy expenditure" (REE) bezeichnet, also der Verbrauch, den der Körper für alle Gewebe, Organe und Stoffwechselprozesse hat.

Alle anderen Faktoren, die den Kalorienverbrauch beeinflussen werden als „non-resting energy expenditure" (NREE) bezeichnet.

DIE ALLTAGSAKTIVITÄT

Die Alltagsaktivität, oder im Englischen „non-exercise activity thermogenesis" (NEAT) genannt, macht, nach dem Grundumsatz, den zweithöchsten Kalorienverbrauch aus. Die NEAT beschreibt den Kalorienverbrauch für alle unbewussten Bewegungen (laufen, mit dem Bein wippen, aufräumen, arbeiten, usw.)

THERMISCHER EFFEKT DER LEBENSMITTEL

Der thermische Effekt der Lebensmittel beschreibt den „Wärmeeffekt der Nahrung". Eine perfekte Übersetzung gibt es dafür jedoch nicht; die

Bezeichnung kommt von dem englischen Begriff „thermic effect of food" (TEF). Der TEF beschreibt, wie viel Energie es den Körper kostet, die Nährstoffe aus einem Lebensmittel zu nutzen, also wie viel Prozent der enthaltenen Kalorien allein dafür verbraucht werden. Bei der Verdauung und Weiterverarbeitung unterscheiden sich die verschiedenen Makronährstoffe stark und haben darum auch einen unterschiedlichen TEF *(Halton & Hu, 2004)*.

Thermischer Effekt der Makronährstoffe:

- Fett 2-3 %
- Kohlenhydrate 6-8 %
- Eiweiß 20-30 %

SPORTLICHE AKTIVITÄT

Die letzte Komponente deines Gesamtkalorienverbrauchs ist die sportliche Aktivität. Sie wird im Englischen „exercise activity thermogenesis" (EAT) genannt und macht gerade einmal 5 % des täglichen Kalorienverbrauchs aus. Natürlich können diese Werte sich verschieben, wenn z.B. das Sportpensum stark angehoben wird *(Trexler et al., 2014)*.

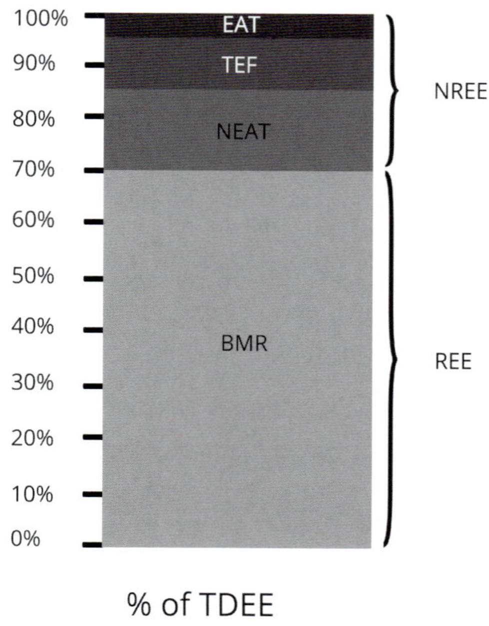

Es ist nicht möglich den Energieverbrauch einer Person zu 100 % genau zu bestimmen, denn viele Faktoren sind nicht exakt messbar. Wie viel sich eine Person bewegt, wie viel Wärme sie produziert und wie der Hormonhaushalt gestaltet ist kann nur sehr schwer genau ermittelt werden. Außerdem kann die tägliche Bewegung stark variieren.

Dennoch gibt es Berechnungsmethoden, um den Energiebedarf annähernd zu bestimmen. Auch wenn die Ergebnisse nicht zu 100 % genau sind, geben sie einen guten Anfangswert.

Davon ausgehend kann die Energiezufuhr nach einer Weile dann je nach Ergebnis (Geschwindigkeit der Gewichtszu- oder Abnahme) angepasst werden.

Wenn du deinen Kalorienbedarf errechnen möchtest, musst du viele individuelle Faktoren miteinbeziehen. Grob setzt sich dein Kalorienbedarf aus zwei Berechnungen zusammen: deinem Grundumsatz und deinem Leistungsumsatz.

Die körperliche Aktivität wird mit dem PAL-Wert („physical activity level") ermittelt. Denn je nach Beruf, Hobbys und Schlafdauer, benötigst du mehr oder weniger Kalorien.

Berechnung des Kalorienbedarfes:
Grundumsatz x PAL-Wert = Gesamtenergiebedarf

Grundumsatz:
Mann: 1,0 kcal x kg Körpergewicht x 24 Stunden
Frau: 0,9 kcal x kg Körpergewicht x 24 Stunden

PAL-Wert:
PAL(gesamt) = (PAL(Arbeit) + PAL(Freizeit) + PAL(Schlaf)) : 24

PAL-Wert bei unterschiedlicher Aktivität:

Belastung	PAL-Wert
Schlaf	0,95
Ausschließlich sitzende/ liegende Tätigkeit (Schreibtischarbeit, Krankheit)	1,2
Ausschließlich sitzende Tätigkeit, wenig oder keine körperliche Aktivität in der Freizeit	1,4-1,5
Sitzende Tätigkeit, zusätzlicher Energieaufwand für zeitweilige gehende/stehende Tätigkeit (Kraftfahrer, Fließbandarbeiter)	1,6-1,7
Überwiegend gehende/ stehende Tätigkeit (Hausarbeit, Verkäufer, Handwerker)	1,8-1,9
Körperlich anstrengende berufliche Arbeit (Bauarbeiter, Leistungssportler)	2,0-2,4
Pro Stunde Sport die Woche	0,1

Arbeit = PAL-Wert x Stundenzahl
Freizeit = PAL-Wert x Stundenzahl
Schlaf = PAL-Wert x Stundenzahl
(Arbeit + Freizeit + Schlaf): 24 = PAL(gesamt)

Ein Beispiel:

Frau Müller wiegt 70 kg, arbeitet im Büro, geht zweimal pro Woche für eine Stunde zum Sport und macht in ihrer Freizeit viel Hausarbeit.

Grundumsatz: 0,9 kcal x 70 kg x 24 Stunden = 63 x 24 = 1512 kcal

Berechnung des PAL-Werts:
8 Stunden Arbeit x 1,2 (Schreibtischarbeit) = 9,6
10 Stunden Freizeit x 2 (1,8 (Hausarbeit) + 0,2 (2 Stunden Sport pro Woche)) = 20
6 Stunden Schlaf x 0,95 = 5,7
(Arbeit + Freizeit + Schlaf): 24 = PAL(gesamt)
(9,6 + 20 + 5,7): 24 = PAL(gesamt)
35,3: 24 = 1,470

Grundumsatz x PAL-Wert: 1512 x 1,470 = 2224 kcal

Der Grundumsatz von Frau Müller liegt also bei 1512 Kalorien am Tag. Diese Menge verbraucht sie allein für die lebenswichtigen Funktionen; also damit die Organe arbeiten, der Stoffwechsel läuft, usw. Zusätzlich bewegt sie sich täglich und geht sogar zweimal pro Woche für eine Stunde zum Sport. Darum wird der Grundumsatz mit dem ermittelten Gesamt-PAL-Wert von 1,470 multipliziert. So erhalten wir ihren täglichen Gesamtkalorienverbrauch von 2224 Kalorien.

Es geht hierbei in erster Linie darum, einen Ausgangswert zu ermitteln, welcher später angepasst werden sollte. Nimmst du mit der errechneten Kalorienmenge nicht ab, musst du deine Kalorienzufuhr weiter senken.

Es gibt auch andere Möglichkeiten einen Ausgangswert zu ermitteln, z.B. indem du ein Fitnessarmband trägst, welches deine Kalorien kalkuliert. Oder du führst eine Woche lang ein Ernährungstagebuch. Nun errechnest du den Durchschnitt deiner verzehrten Kalorien und schaust, ob du damit abgenommen oder zugenommen hast. Ausgehend von diesem Durchschnittswert kannst du nun, je nach Ziel, die Kalorien weiter anheben oder senken.

FETTVERBRENNUNG

In meinem ersten Buch, „Ernährung mit Plan", habe ich bereits detailliert beschrieben, wie die einzelnen Nährstoffe verbrannt werden. Die folgende Grafik veranschaulicht noch einmal, wie lang welche Form der Energiebereitstellung anhält .

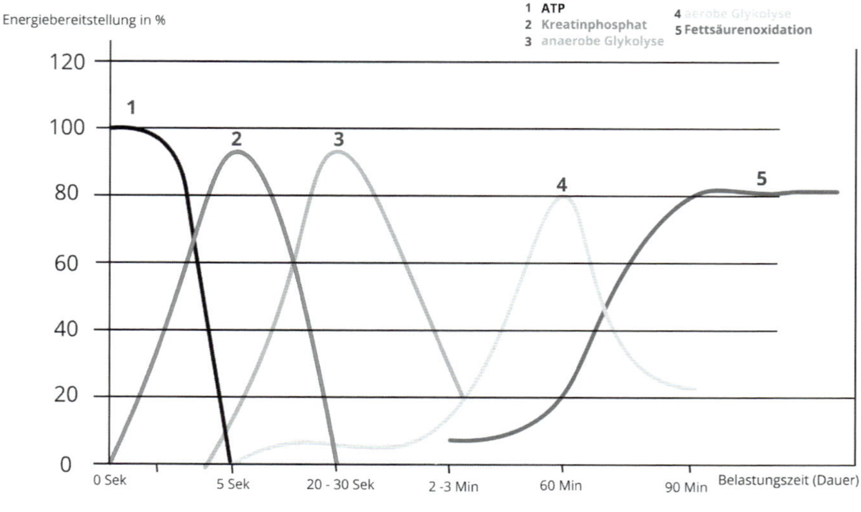

Die energiereichen Phosphate Adenosintriphosphat (ATP) und Kreatinphosphat sind nach wenigen Sekunden aufgebraucht. Nun werden zuerst Kohlenhydrate ohne Sauerstoff verbrannt. Dies liefert schnell Energie. Es fällt jedoch auch das Stoffwechselendprodukt Laktat (Milchsäure) an. Dies übersäuert den Muskel so stark, dass nun die aerobe Glykolyse, also die Verstoffwechselung von Kohlenhydraten mit der Zuhilfenahme von Sauerstoff, genutzt werden muss. Mit der Zeit wird auch immer mehr Fett verstoffwechselt, bis die Glykogenspeicher ganz aufgebraucht sind und fast ausschließlich auf Fette zurückgegriffen wird.

Hierbei ist es wichtig zu verstehen, dass die Grafik von einer maximalen Intensität ausgeht, also z.B. wenn du so schnell rennst wie du nur kannst. Denn welcher Nährstoff verbrannt wird, hängt in erster Linie von der Belastungsintensität ab *(Brozek et al., 1963; Costill, 1988)*. Durch diese Grafik entsteht bei vielen fälschlicherweise der Eindruck, Fett würde erst nach 60-90 Minuten Belastung zur Energiebereitstellung herangezogen werden.

Dies ist jedoch nur bei maximalen Belastungen der Fall. Bei leichten oder moderaten Intensitäten wird von der ersten Minute an Fett verbrannt. Wenn du zum Beispiel spazieren gehst, wird die dafür benötigte Energie zu 70-80 % aus Fett bezogen *(Brooks & Mercier, 1994)*.

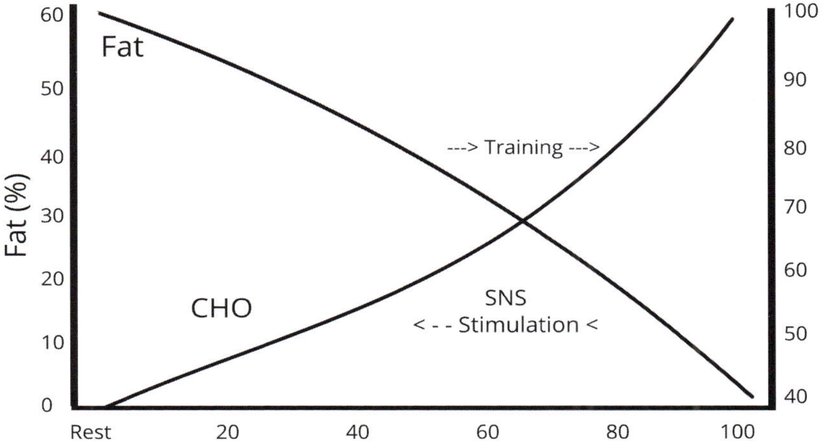

(Fat = Fett, CHO = Kohlenhydrate, SNS = sympathisches Nervensystem)

Ob primär Fett oder Kohlenhydrate verbrannt werden, hängt also davon ab, wie intensiv die Belastung ist *(Brozek et al., 1963; Costill, 1988)*.

DER FETTVERBRENNUNGSPULS

Das klingt auf den ersten Blick so, als sollte man immer in einem niedrigen Intensitätsbereich trainieren, um möglichst viel Fett zu verlieren. Das ist jedoch ein Trugschluss! Der prozentuale Anteil sagt nichts über die tatsächliche Menge an verbranntem Fett aus. Dazu ein einfaches Beispiel:

Person A: Diese Person joggt ganz entspannt für eine Stunde. Sie verbrennt dabei 200 kcal, wovon 70 % aus dem Fettgewebe kommen. Sie verbrennt also 140 kcal bzw. 15 g Fett.

Person B: Diese Person powert sich in der einen Stunde komplett aus und läuft so schnell wie sie nur kann. Sie bezieht lediglich 30 % der Energie aus dem Fettgewebe, verbrennt jedoch insgesamt 600 kcal. Somit bezieht sie 180 kcal aus dem Fettgewebe und verbrennt 19 g Fett.

Es ist also möglich, absolut mehr Fett zu verbrennen, obwohl man prozentual weniger Energie aus dem Körperfett bezogen hat. Selbst wenn man während der Belastung weniger Fett verbrennen würde, macht es Sinn auch das Cardiotraining intensiv zu gestalten. Denn je lockerer man trainiert, desto weniger Kalorien werden verbrannt und am Ende des Tages entscheidet die Gesamtkalorienbilanz darüber, wie viel Fett man insgesamt abbaut. Ob das Fett direkt während der Belastung verbrannt wird, ist hierbei zweitrangig. Dazu ein einfaches Beispiel:

Person A: Joggt eine Stunde locker mit 5 km/h, um während der Belastung möglichst viel Fett zu verbrennen. Die Kohlenhydratspeicher bleiben fast gänzlich unberührt. Person A verbrennt in der einen Stunde ca. 30 g Fett und 5 g Kohlenhydrate. Danach isst sie eine Mahlzeit mit 100 g Kohlenhydraten. Da die Kohlenhydratspeicher nach 5 g bereits wieder gefüllt sind, werden die restlichen 95 g in Körperfett umgewandelt und landen auf den Hüften. 95 g Kohlenhydrate werden zu etwa 40 g Fett. Da sie beim Joggen 30 g Fett verbrannt hat, hat sie nun insgesamt 10 g Fett mehr am Körper als vorher.

Person B: Joggt eine Stunde mit 10 km/h. Sie bezieht ihre Energie während des Laufens primär aus Kohlenhydraten. Sie verbrennt in der einen Stunde 10 g Fett und 120 g Kohlenhydrate. Danach isst sie eine Mahlzeit mit 100 g Kohlenhydraten. Die Speicher werden wieder ein wenig gefüllt, sind jedoch immer noch 20 g leerer als zuvor. Und auch die 10 g Körperfett werden nicht wieder aufgebaut.

Dieses Beispiel ist natürlich sehr vereinfacht dargestellt. Es zeigt jedoch sehr deutlich, dass es nicht wichtig ist, ob während der Belastung primär Fett oder Kohlenhydrate verbrannt werden. Du wirst am schnellsten abnehmen, wenn du ein großes Kaloriendefizit hast. Und dafür ist intensives Training immer effektiver als moderates Training im sogenannten „Fettverbrennungspuls".

FETTSTOFFWECHSEL

Zum besseren Verständnis möchte ich einmal erklären, wie Fett eigentlich verstoffwechselt wird. Keine Sorge, wir halten uns nur kurz in der Theorie auf und ziehen danach praktische Schlüsse daraus.

Fettsäuren werden in unserem Körper mit Glycerol gebunden und als Triglycerid gespeichert. Also ein Glycerol mit drei Fettsäuren. Die Triglyceride werden in der Fettzelle mobilisiert und durch die Lipolyse aufgespalten. Nun hat man wieder ein einzelnes Glycerol und 3 Fettsäuren. Die freien Fettsäuren werden dann über das Blut in die Muskelzellen transportiert. In der Muskelzelle werden die freien Fettsäuren mit Hilfe der Carnitine palmitoyltransferase I (CPT-1) an L-Carnitin gebunden. So gelangen die Fettsäuren in das Mitochondrium und hier erfolgt die Verstoffwechselung der Fettsäure (Betaoxidation).

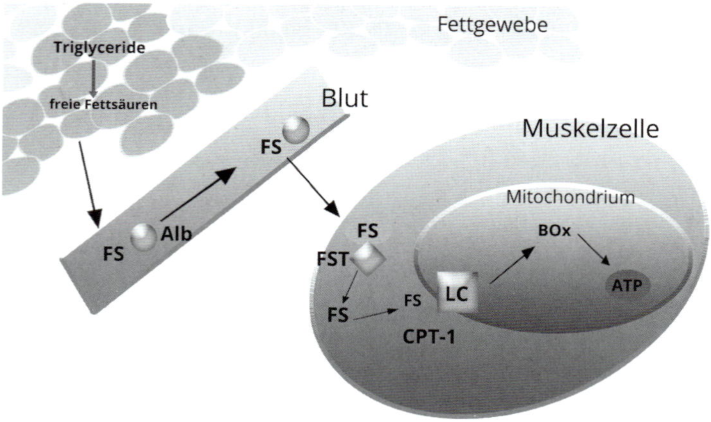

(FS = Fettsäure, Alb = Albumin, FST = Fettsäuretransporter, CPT-1 = Carnitine palmitoyltransferase I, LC = L-Carnitin, Box = Betaoxidation, ATP = Adensointriphosphat)

Die CPT-1 ist hierbei der limitierende Faktor. Dies ist auch der Grund, warum L-Carnitin nicht den Fettabbau beschleunigt *(Brandsch & Eder, 2002)*. Denn es bringt nichts, mehr L-Carnitin zu haben, wenn die Menge an CPT-1 sich nicht ebenfalls erhöht. Es sei denn die Person hat einen L-Carnitin-Mangel *(Pooyandjoo et al., 2016)*, den jedoch die wenigsten Menschen haben; insbesondere, wenn sie jung und gesund sind und sich naturbelassen und ausgewogen ernähren. L-Carnitin ist keine essenzielle Aminosäure, sondern kann vom Körper aus den Aminosäuren Lysin und Methionin hergestellt werden. Zusätzlich ist sie in den folgenden Lebensmitteln zu finden:

- Fisch
- Fleisch
- Milch
- Obst
- Gemüse
- Nüsse

INSULIN HEMMT DIE FETTVERBRENNUNG

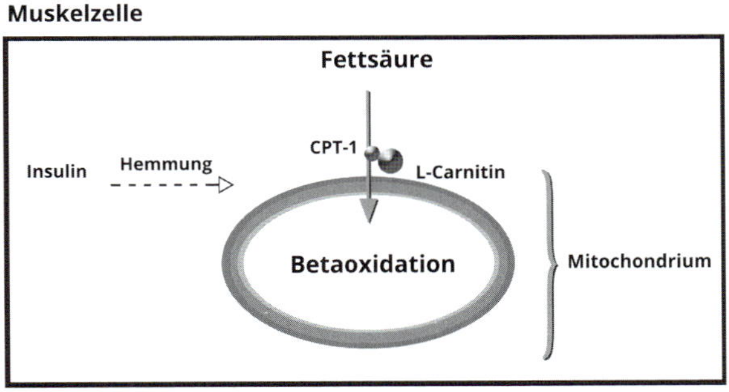

Neben der Belastungsintensität kann auch die Ernährung die Fettverbrennung beeinflussen, da das Hormon Insulin die Fettverbrennung unterdrückt. Insulin wird primär durch den Verzehr von Kohlenhydraten oder BCAAs ausgeschüttet. Durch den Verzehr von Kohlenhydraten steigt der Blutzuckerspiegel an. Damit das Blut nicht zu dickflüssig wird, muss der Zucker schnell aus dem Blut abtransportiert werden. Insulin hilft jedoch nicht nur dabei, Zucker in die Muskelzelle zu transportieren, sondern auch dabei, ihn zu Fett umzubauen und im Fettgewebe einzulagern. Damit dieses eingelagerte Fett nicht direkt wieder für die Energiebereitstellung genutzt wird, unterdrückt Insulin zusätzlich die Mobilisierung von Fettsäuren. Hierfür stimuliert Insulin Enzyme, welche anschließend die CPT-1 hemmen *(McGarry & Brown, 1997; Wolfe, 1998)*. Da diese den limitierenden Faktor bei der Fettverbrennung darstellt, werden so weniger Fettsäuren verbrannt. Die Energiebereitstellung erfolgt verstärkt über Kohlenhydrate.

Nicht nur die Menge, auch die Form der Kohlenhydrate beeinflusst wie stark die Fettverbrennung unterbunden wird. Je schneller die Kohlenhydrate ins Blut schießen (Lebensmittel mit hohem glykämischen Index (GI)), desto stärker wird die Fettverbrennung unterdrückt *(Chen et al., 2008; Stevenson et al., 2006; Wu et al., 2003)*.

Hier ist es noch einmal wichtig zu erwähnen, dass Fettverbrennung und Fettreduktion zwei unterschiedliche Dinge sind. Du kannst sehr viel Fett verbrennen und am Ende des Tages dennoch mehr Fett aufgebaut haben. Ob du deinen Körperfettanteil reduzierst oder nicht, liegt also weiterhin an der Gesamtkalorienbilanz. Darum kannst du deinen Körperfettanteil auch trotz hohem Kohlenhydratverzehr optimal reduzieren.

FETTZELLEN

Es gibt viele genetische Dispositionen, die die Fettspeicherung beeinflussen. So ist es zum Beispiel fest vorgegeben, an welcher Stelle am meisten Fett gespeichert wird und auch die Fettzellen selbst sind unterschiedlich.

Es gibt kleine und große Fettzellen; manche wachsen sehr stark, andere nicht. Bei jedem Menschen ist die Zusammensetzung individuell. Den Zuwachs einer Zelle bezeichnet man als Hypertrophie, während eine Zellneubildung als Hyperplasie bezeichnet wird. Menschen, die primär hypertrophe Fettzellen haben nehmen langsamer zu als Menschen mit primär hyperplastischen Fettzellen. Natürlich gibt es immer auch Mischtypen *(Krotkiewski et al., 1977)*. Menschen mit primär hyperplastischen Fettzellen nehmen leichter zu, bei Diäten aber auch schneller ab. Das Problem ist, dass sie in jeder neuen Überschussphase neue Fettzellen anlegen. Es hat sich gezeigt, dass Fettzellen bei Neugeborenen und bei Kindern im Alter von 9-13 Jahren verstärkt hyperplastisch reagieren *(Salans et al., 1973)*. Das macht deutlich, wie wichtig es ist, bereits im Kindesalter auf einen normalen Körperfettanteil zu achten, denn diese Fettzellen bleiben ein Leben lang bestehen. Sie können zwar entleert werden, aber sie verschwinden dadurch nicht. Das sorgt dafür, dass der Hunger bei einem niedrigen Körperfettanteil noch größer wird, was das Halten eines Normalgewichtes deutlich erschwert *(MacLean et al., 2015)*. Noch größer ist dieses Problem bei Mischtypen, bei welchen nicht nur neue Fettzellen angelegt werden, sondern die Fettzellen auch noch wachsen. Diese Menschen können zwar kurzfristig viel Gewicht reduzieren, das Fett kommt jedoch leicht wieder zurück, wenn sie nicht extrem darauf achten. Dies ist dann als „Jo-Jo-Effekt" bekannt.

Ein schlanker Mensch, der nie übergewichtig war, besitzt ca. 35 Milliarden Fettzellen; ein Übergewichtiger ca. 140 Milliarden, also etwa 4-mal so viele. Zusätzlich enthalten die Fettzellen von Übergewichtigen etwa 2-mal mehr Triglyceride (Speicherfett). Die Fettzellen schlanker Menschen beinhalten jeweils ca. 0,4 bis 0,7 µg dieser Triglyceride und die Fettzellen Übergewichtiger ca. 0,8 bis 1,2 µg *(Hirsch & Knittle, 1970)*.

Fettzellen haben aber nicht nur einen Einfluss auf die Speicherung von Fett, sie produzieren auch Hormone und Enzyme, sogenannte Adipokine. Diese werden in der Fettzelle gebildet, über das Blut transportiert und beeinflussen dann andere Gewebe und Organe. So wie sich die Fettzellen verändern können, verändert sich dadurch auch die Adipokinausschüttung.

Die möglichen Folgen einer veränderten Adipokinausschüttung durch zu viele oder zu große Fettzellen sind:

- Leptinresistenz (gemindertes Sättigungsgefühl)
- Verschlechterte Aufnahme von Zucker
- Förderung entzündlicher Prozesse
- Förderung von Zivilisationskrankheiten

Fett ist jedoch nicht grundsätzlich schlecht; im Gegenteil. Unser Fettgewebe schützt unseren Körper nicht nur vor Kälte und physischen Verletzungen, es war auch essenziell für den Urmenschen, um durch die Hungerszeiten zu kommen. Auch Adipokine sind nicht nur schlecht. Sie können z.B. zu stabilen Knochen beitragen, da im Fettgewebe das Enzym Aromatase gespeichert wird, das an der Östrogenbildung beteiligt ist, welches wiederum den Knochenaufbau fördert. Außerdem speichern Fettzellen überschüssige Gift- und Schadstoffe und schützen somit den restlichen Körper. Aber selbst die reine Einlagerung von Zucker und Fett ist eine wichtige Funktion der Fettzelle. Denn essen wir große Mengen, insbesondere an ungesunden Speisen mit viel Zucker und Fett, können die Blutgefäße stark belastet und beschädigt werden. Würden die Nährstoffe nicht schnell ins Fettgewebe transportiert werden, würden sie sich in den Blutgefäßen ablagern. Vorteile von Fettzellen sind also:

- Schutz vor Kälte
- Schutz vor physischen Verletzungen
- Reserven für Hungerperioden
- Stabilisierung der Knochen
- Schutz vor Giftstoffen

Wie so oft, geht es auch hier um den „goldenen Mittelweg". Wie zu viel Fett schaden kann, schadet es auch, zu wenig Fettgewebe zu haben.

BRAUNES FETTGEWEBE

Neben dem normalen Speicherfett, welches weiß ist, gibt es auch das „braune Fettgewebe" *(Giordano et al., 2014)*. Meist sieht jedoch auch das weiße Fettgewebe eher gelblich für uns aus. Dies liegt an Vitaminen und pflanzlichen Farbstoffen, die in der Zelle gespeichert sind. Braunes Fettgewebe hat seine Farbe aufgrund der höheren Anzahl an Mitochondrien in den Zellen, denn im Gegensatz zu weißen Fettzellen haben braune Fettzellen sehr viele Mitochondrien. Die Mitochondrien sind die „Kraftwerke" der Zelle, welche Fett verbrennen. Ebenso wie die weißen Zellen, speichern auch die braunen Fett ein. Das Fett aus den braunen Fettzellen wird jedoch für die Wärmeproduktion genutzt. Wer also mehr braunes Fettgewebe hat, friert nicht nur weniger, sondern braucht auch nicht so eine dicke „Speckschicht", um sich warm zu halten. Der Körper verbrennt also mehr Fett für Wärme und muss auch keine Angst haben, dadurch auszukühlen.

Je mehr braunes, mitochondrienreiches Fettgewebe man hat, desto schneller kann man also auch Fett verbrennen *(Cypess & Kahn, 2010)*. Während Säuglinge noch eine große Anzahl an braunem Fettgewebe haben (primär im Bereich der Wirbelsäule), um sich vor Kälte zu schützen, besitzen die meisten Erwachsenen nur noch kleine Reste an braunem Fettgewebe. Schließlich braucht der Körper es nicht mehr, da er nun durch eine dicke Schicht von weißem Fettgewebe und Kleidung warmgehalten wird.

Dieser Zustand kann jedoch verändert werden. Es ist tatsächlich möglich, neues braunes Fettgewebe zu bilden. Hierfür kann der Körper Stammzellen aus dem Knochenmark nutzen, um neues braunes Fettgewebe anzulegen. Eine zweite Möglichkeit ist die Bildung einer braunen Fettzelle aus einer weißen Fettzelle, wofür die weiße Fettzelle immer mehr Mitochondrien anlegt. Während ihres Umwandlungsprozesses ändert sie langsam ihre Farbe und wird darum auch als „beige Fettzelle" bezeichnet.

Für die Neubildung von braunem Fettgewebe muss es jedoch eine Kälteeinwirkung auf den Körper geben. Es ist jedoch nicht nötig zu frieren; es muss nur kühl sein. So würde es z.B. reichen, die Wohnung in der kühlen Jahreszeit nicht bis auf 24° C, sondern nur auf 19° C zu heizen oder bei kühlen Temperaturen die Jacke bei einem Spaziergang offen zu lassen. Es ist wichtig, dabei nicht zu frieren oder sich gar zu erkälten; es soll lediglich etwas kühl sein *(Chen et al., 2013)*.

NOTRESERVEN

Neben dem Schutz vor Kälte, war das Fettgewebe für den Urmenschen essenziell, um Hungersnöte zu überleben. Es ist wichtig zu verstehen, dass unser Körper uns eigentlich nur schützen will. Die heutige Überflussgesellschaft sorgt jedoch dafür, dass viele nützliche Mechanismen ins Gegenteil umschlagen. Unser gesamter Organismus ist also darauf ausgelegt, möglichst effizient Fett zu speichern. Daran orientiert sich übrigens auch unser Geschmackssinn. Es ist also logisch, dass uns Gemüse nicht so gut schmeckt wie Sahnetorte. Hätten dem Urmenschen Tomaten und Gurken am besten geschmeckt, wäre er verhungert. Es gab jedoch genug Hungersnöte, in denen der Urmensch sowieso reichlich Gemüse gegessen hat. Heutzutage gibt es diese Perioden nicht mehr. Außerdem hat die Natur nicht mit Pommes Frites und Sahnetorte gerechnet. Diese verarbeiteten Lebensmittel stimulieren die Geschmacksnerven, welche auf süß und fettig gepolt sind, sehr stark. Auch unser Geschmack diente also nur dem Überleben; heutzutage müssen wir ihn jedoch oft unterdrücken. Da die Geschmacksnerven stark mit Hormonen und dem Gehirn verbunden sind, ist dies jedoch sehr schwer. Gerade bei starker Kalorienreduktion reguliert der Körper das Hungergefühl so enorm nach oben, dass meist mehr gegessen und das Kaloriendefizit somit zunichtegemacht wird. Um dies zu umgehen, muss man es schaffen, den Körper möglichst satt zu halten ohne ihm viele Kalorien zuzuführen.

SÄTTIGUNGSMECHANISMEN

Es gibt verschiedene Mechanismen, die bestimmen, ob man satt ist oder Hunger hat. Je mehr man davon befriedigt, desto länger hält man die Diät auch durch. Die wichtigsten Mechanismen, die das Hungergefühl beeinflussen sind:

- Mechano-Rezeptoren
- Chemo-Rezeptoren
- Hormone

MECHANO-REZEPTOREN

Mechano-Rezeptoren sitzen außen an der Magenwand und messen die Dehnung des Magens. Wenn ein hohes Nahrungsvolumen verzehrt wird, geben die Mechano-Rezeptoren dies an das Gehirn weiter *(Carmagnola et al., 2005)*. Es ist also wichtig, Lebensmittel zu verzehren, die ein großes Volumen haben, aber nur wenig Kalorien. Auf verarbeitete Lebensmittel sollte darum verzichtet werden. Insbesondere Zucker und Öle haben, gemessen an ihrem geringen Volumen, sehr viele Kalorien. Stattdessen sollten Lebensmittel mit vielen Ballaststoffen, Vitaminen und Mineralstoffen verzehrt werden. Ideal hierfür ist Gemüse, da die Kaloriendichte besonders gering ist.

CHEMO-REZEPTOREN

Chemo-Rezeptoren sitzen innen an der Magenwand und überprüfen den Nährstoffgehalt des Speisebreis *(Houpt, 1982)*. Wird also ein hohes Volumen an Nahrung verzehrt, es fehlen jedoch Kalorien oder essenzielle Nährstoffe, sind die Chemo-Rezeptoren nicht befriedigt. Auch hier bieten sich naturbelassene Lebensmittel an, da diese viel mehr Vitamine, Mineralstoffe, Ballaststoffe, usw. beinhalten.

HORMONE

Auch der Hormonhaushalt beeinflusst das Hungergefühl. Eine Schlüsselrolle spielt hierbei das Hormon Leptin, welches in den Fettzellen gebildet wird. Je mehr Fettzellen vorhanden sind, desto mehr Leptin wird produziert. Dies signalisiert dem Körper, dass genügend Energiereserven vorhanden sind. Außerdem unterdrückt Leptin das Hormon Ghrelin, das in der Magenschleimhaut und der Bauchspeicheldrüse gebildet wird und ein Gegenspieler des Leptins ist. Es steht für Growth Hormone Release Inducing und leitet die Ausschüttung von Wachstumshormonen ein *(Kojima et al., 1999)*. Es hat jedoch noch viele weitere Funktionen. Ghrelin regt den Appetit an und wird z.B. in Fastenphasen verstärkt ausgeschüttet. Nach einer Mahlzeit sinkt der Ghrelinspiegel dann wieder.

Je mehr Fettreserven vorhanden sind, desto mehr Sättigung wird also signalisiert. Dies bedeutet, dass sehr übergewichtige Menschen kaum Hunger verspüren sollten. In der Praxis ist dies jedoch nicht der Fall. Die Gründe hierfür werden noch diskutiert. Zum einen kann es sein, dass die Reize von Zucker und Fett stärker auf das Gehirn wirken als das Vorhandensein von Fettreserven. Mit so starken Reizen hat die Natur nicht gerechnet. Das Süßeste was es in der Natur gibt ist sehr reifes Obst oder ein klein wenig Honig. Fett gibt es nur in Form von Nüssen, Fleisch, Eiern, usw. Dass die Menschheit Sahnetorte, Chips und Schokolade entwickelt, ist neu für das Gehirn und kann für eine „Reizüberflutung" sorgen.

Es wird jedoch auch diskutiert, in wie weit Menschen durch starkes Übergewicht leptinresistent werden können. Dies bedeutet, dass die Fettzellen immer mehr Leptin produzieren, da immer mehr Fettzellen dazu kommen. Daraufhin werden die Leptinrezeptoren so oft belegt, dass sie überreizen und resistent gegen das Hormon werden. Die Rezeptoren erkennen das Leptin also nicht mehr an. Wird der Körperfettanteil nun gesenkt, wird auch weniger Leptin produziert. Das Hormon dockt seltener an den Rezeptor an und der Rezeptor wird wieder sensibler für Leptin. Mit Normalisierung des Körpergewichts normalisieren sich also auch der Leptinstoffwechsel und das Hungergefühl wieder. Wird die Nahrungsaufnahme stark reduziert oder der Körperfettanteil stark gesenkt, sinkt auch die Leptinproduktion. Das Hungergefühl steigt dadurch an. Um dies zu vermeiden, können die folgenden Maßnahmen genutzt werden, um die Leptinproduktion trotz Diät aufrechtzuerhalten.

LEPTIN STEIGERN DURCH LADETAGE

Wird das Körperfett weniger, produziert der Körper weniger Leptin. Somit wird es bei sinkendem Körperfettanteil immer schwieriger, den Körperfettanteil noch weiter zu senken *(Rosenbaum et al., 2002; Rosenbaum et al., 2005)*. Eine erhöhte Konzentration an Leptin erhöht auch die Konzentration des ebenfalls im Fettgewebe gebildeten Hormons Adiponectin. Dieses Hormon steigert die Aufnahme und Oxidation von Fettsäuren in der Skelettmuskulatur. Da in den letzten Wochen einer Diät nur noch sehr wenig Kalorien zugeführt werden und der Körperfettanteil bereits sehr gering ist, kommt es zu einer geringeren Leptin- und somit zu einer geminderten Adiponectinausschüttung. Es gibt jedoch die Möglichkeit, den Leptinspiegel über die Ernährung wieder zu erhöhen. Für dieses Vorhaben können sogenannte Ladetage genutzt werden. Insbesondere Kohlenhydrate und eine hyperkalorische Ernährung begünstigen die Leptinproduktion *(Chin-Chance et al., 2000)*, während Fett jedoch keinen positiven Einfluss auf den Leptinspiegel hat. Um den Aufbau von Körperfett am Ladetag zu vermeiden, sollte die Fettzufuhr an diesem Tag also minimiert werden.

Um den Leptinspiegel erfolgreich zu beeinflussen, sollte man am Ladetag folgende Punkte beachten:

- positive Energiebilanz
- hohe Zufuhr von Kohlenhydraten
- ausreichend Nahrungsprotein
- geringe Zufuhr von Fett

Die meisten Menschen brauchen Ladetage aber eher für die Psyche und zwar vor allem, wenn sie in den letzten Zügen der Diät starken Hunger verspüren. Kurzfristig wird das Hungergefühl durch einen erhöhten Leptinspiegel zwar gesenkt; langfristig macht es jedoch keinen Unterschied für die Fettreduktion.

BEWUSST ESSEN UND KAUEN

Menschen, die langsam essen nehmen meist weniger Kalorien auf. Das liegt daran, dass der Genuss gesteigert wird und man somit nach einer Mahlzeit befriedigter und gesättigter ist *(Andrade et al., 2008)*. Es wird vermutet, dass es einfach eine gewisse Zeit dauert, bis das Gehirn signalisiert, dass genug gegessen wurde. Eine Untersuchung lässt jedoch vermuten, dass es nicht nur an der reinen Zeit, sondern auch an der Anzahl an Bissen und Schlucken liegt *(Robinson et al., 2014)*. Es hilft also durchaus, sich beim Essen Zeit zu lassen, bewusst zu essen und die Lebensmittel lange zu kauen. Dies hilft vielen beim Abnehmen *(Timmerman & Brown, 2012)*.

HUNGERSTOFFWECHSEL

Wenn du weniger isst, versucht dein Gehirn dein Verlangen zu steigern, sodass du mehr Kalorien aufnimmst. Ist jedoch wirklich keine Nahrung greifbar oder du schaffst es trotz Gelüsten zu widerstehen, greift dein Körper in deinen Stoffwechsel ein. Dies wird dann als „Hungerstoffwechsel“, „eingeschlafener Stoffwechsel“ oder „langsamer Stoffwechsel“ bezeichnet. Eigentlich ist aber auch dies nur eine Anpassung deines Körpers.

Immer wieder wird diskutiert, ob der Stoffwechsel sich überhaupt verlangsamen kann. Dies ist jedoch reine Wortklauberei, denn tatsächlich dreht sich die Diskussion nur darum, ob bestimmte Prozesse wirklich als

„Stoffwechselprozesse" bezeichnet werden können. So ist z.B. eine reduzierte Aktivität im Alltag eigentlich kein Stoffwechselparameter. Dies stimmt jedoch nicht ganz, denn wie aktiv wir sind und wie viel wir uns bewegen wird von Stoffwechselparametern und Hormonen bestimmt.

Wenn von einem langsamen Stoffwechsel die Rede ist, ist damit eigentlich der Kalorienverbrauch gemeint. Und eins ist Fakt: Wird die Nahrungsaufnahme drastisch reduziert, verringert sich der Kalorienverbrauch. Dieser Effekt beginnt bereits bei einem kleinen Kaloriendefizit. Je größer dieses ausfällt, desto stärker wehrt sich der Körper und drosselt den Kalorienverbrauch.

Auch dies ist eine sinnvolle Strategie des Körpers, denn wenn er in Zeiten der Hungersnot weniger Kalorien verbraucht, dauert es länger bis er stirbt, womit sich die Chance erhöht, doch noch Nahrung zu finden.

In der Praxis nehmen viele Menschen, die ihre Kalorien drastisch reduzieren darum viel weniger ab als erwartet. Das kann zum einen daran liegen, dass sie es schlichtweg nicht schaffen, sich dauerhaft an die radikale Diät zu halten, zum anderen aber auch an der Stoffwechselanpassung *(Heymsfield et al., 2007)*.

GESUNKENER KALORIENVERBRAUCH

Es gibt viele Faktoren, die dafür sorgen, dass der Kalorienverbrauch durch eine Diät sinkt. Das Problem ist, dass die Kalorienaufnahme nach einer Diät meist wieder drastisch ansteigt. Entweder auf die gleiche Zufuhrmenge wie vor der Diät oder sogar darüber hinaus, denn der Körper signalisiert nun mehr Hunger. Der Kalorienverbrauch ist jedoch niedriger als vor Diätbeginn. Zum einen, weil das Körpergewicht reduziert wurde, zum anderen, weil weitere Mechanismen Kalorien einsparen *(Leibel & Hirsch, 1984)*. Wer also nur die Diät plant und danach wieder frei nach Lust und Laune isst, hat die reduzierten Kilos schnell wieder auf den Rippen *(Chaput et al., 2012)*.

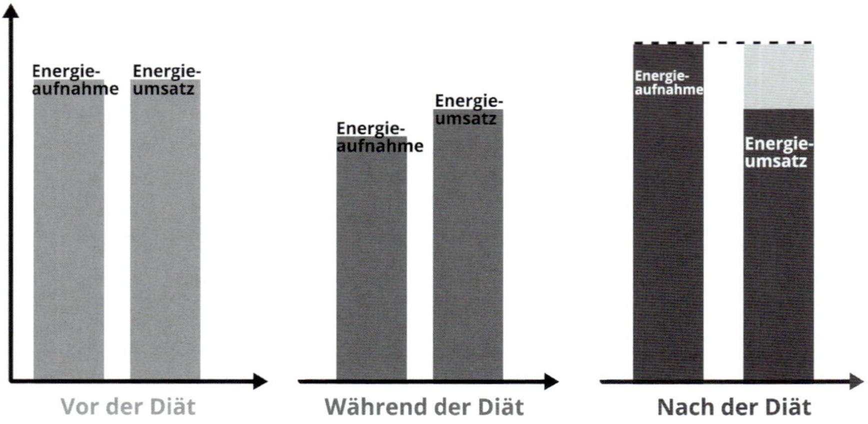

Die Faktoren, die den Kalorienverbrauch reduzieren werden nun im Detail beleuchtet.

REDUZIERTE AKTIVITÄT

Die reduzierte Bewegung im Alltag kann sich bewusst bemerkbar machen, viele Prozesse laufen jedoch auch unbewusst ab *(Redman et al., 2009)*. Ist man von der Diät erschöpft, entschließt man sich vielleicht lieber einen Abend vor dem Fernseher zu verbringen, anstatt mit Freunden tanzen zu gehen. Oder es wird der Fahrstuhl statt der Treppe benutzt. Dies sind zwar bewusste Entscheidungen, häufig merken wir jedoch gar nicht, dass wir uns weniger bewegen. Wer früher oft unruhig mit den Knien gewippt hat, hört auf einmal damit auf *(Martin et al., 1985)*. Wer sonst beim Akten sortieren gestanden hat, erledigt diese Tätigkeit nun im Sitzen, usw. Diese unbewussten Bewegungen können, je nach Person, bis zu 800 oder auch nur 100 Kalorien verbrennen *(Ravussin et al., 1986)*. Der Spielraum, in dem Kalorien eingespart werden ist also sehr groß. Davor sind auch sportlich aktive Menschen nicht geschützt *(King et al., 2007)*, obwohl diese sich oft in Sicherheit wiegen. Denn wer Sport macht hat doch sicher genug Bewegung. Dies stimmt jedoch nur bedingt. Wenn z.B. 1 Stunde Sport am Tag gemacht wird, wobei 300 kcal verbrannt werden, dafür jedoch beim Arbeiten nun 3 Stunden mehr im Sitzen statt im Stehen oder Gehen verbracht werden, wurden hierbei eventuell schon 150 kcal eingespart. Das tatsächliche Kaloriendefizit beträgt nun also nur noch 150 kcal. Vor allem Menschen, die den Sport nicht gewohnt sind fühlen sich dadurch oft noch erschöpfter. So wird nach dem Training ein kurzer Mittagsschlaf gemacht und statt abends eine Stunde mit dem Hund raus zu gehen, wird nur noch eine schnelle Runde um den Block gedreht und die restliche Zeit liegend auf der Couch verbracht.

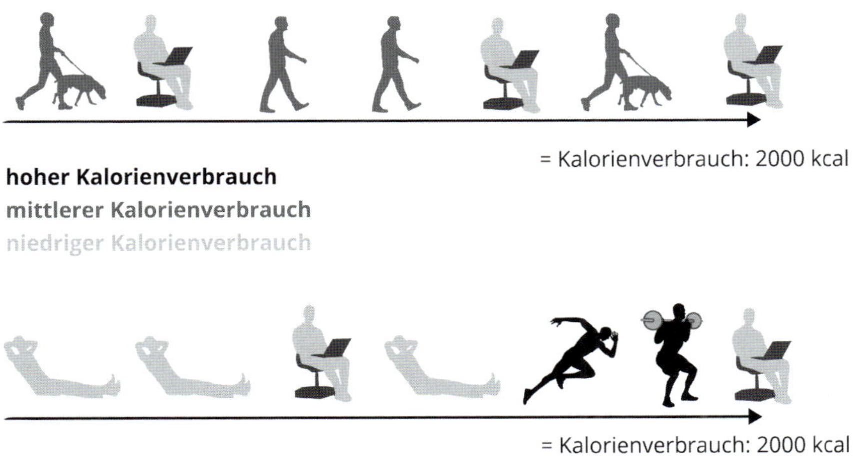

Wenn hierdurch noch einmal 150 kcal eingespart wurden, entsteht zwar das subjektive Gefühl durch die eine Stunde Sport sehr aktiv gewesen zu sein, durch die reduzierte Aktivität im Alltag bleibt die Kalorienbilanz jedoch gleich *(Kempen et al., 1995)*. Wenn nun unbewusst noch etwas mehr gegessen wird, da der Hunger ansteigt, nimmt man sogar trotz des zusätzlichen Sports zu *(Thomas et al., 2012)*. In einer Diät sollte also auch bei regelmäßigem Sport darauf geachtet werden, dass die Alltagsaktivität hochgehalten wird. Vielen Menschen hilft es auch einen Schrittzähler zu tragen, z.B. in einer Fitnessuhr.

So werden sie daran erinnert, sich im Laufe des Tages genug zu bewegen und wenigstens 10.000 Schritte am Tag zurückzulegen.

REDUZIERTE GEHIRNLEISTUNG

Ebenso wie die Bewegungsaktivität sinkt, reduziert sich auch der Kalorienverbrauch des Gehirns. Auch hier können die Einsparungen bewusst oder unbewusst ablaufen. Wer erschöpft ist wird sich wohl eher vor den Fernseher setzen, statt eine weitere Sprache oder ein Instrument zu lernen, da das Gehirn sich hierbei weniger anstrengen muss. Zu den unbewussten Einsparungen der Gehirnleistung zählen z.B. eine reduzierte Aufmerksamkeitsspanne, Konzentrationsfähigkeit oder Stressresistenz.

REDUZIERTE THERMOGENESE

Im Gegensatz zu Kaltblütern, deren Körpertemperatur entsprechend der Umgebung wechselt, muss der Mensch bei kühlen Temperaturen Energie aufwenden, um seine Körpertemperatur aufrecht zu erhalten. Die normale Körpertemperatur liegt in etwa bei 36,5-37°C. Diese aufrecht zu erhalten ist sehr wichtig, da nur so die Enzyme und Stoffwechselprozesse im Körper arbeiten können. Wird der Körper mit einem Übermaß an Energie geflutet, wird ein großzügiger Anteil davon in die Wärmeproduktion geleitet. Dies funktioniert sehr effektiv über den Substratzyklus in den Zellen. Hierbei wird ein Stoff A zu einem Stoff B umgebaut, was kaum Energie kostet. Stoff B kann nun wiederum zurückgebaut werden zu Stoff A, wofür jedoch Energie benötigt wird. Dieser Prozess kann beliebig oft wiederholt werden, wodurch der gesamte Substratzyklus hochgefahren werden kann. Ist Nahrung im Überschuss vorhanden, wird diese Methode genutzt, um überschüssige Energie in die Thermogenese einfließen zu lassen. Ist die Nahrungszufuhr jedoch stark limitiert, so wird die Wärmeproduktion auf das nötigste Minimum herunter gefahren, um den Körper vor dem Verhungern zu schützen *(Doucet et al., 2001; Shah et al., 1988)*. Darum frieren auch die meisten Menschen, die eine Crash-Diät machen. Denn je drastischer die Kalorien reduziert werden, desto stärker versucht der Körper die Thermogenese herunter zu regulieren *(Heymsfield et al., 1989)*. Dies erschwert das Einhalten eines Kaloriendefizites sehr stark. Wird die Kalorienzufuhr beispielsweise um 300 kcal gesenkt, die Wärmeproduktion jedoch auch um 100 kcal herunter reguliert, bleiben nur noch 200 kcal übrig, die aus den körpereigenen Fettreserven bereitgestellt werden müssen. Dadurch nimmt man wesentlich weniger ab als erwartet *(Goele et al., 2009)*. Wie stark die Thermogenese herunterreguliert wird ist individuell sehr verschieden und wird stark von deiner Genetik beeinflusst. Es gibt Menschen, bei denen die Thermogenese soweit heruntergefahren wird, dass sie trotz Kalorienreduktion kaum mehr abnehmen. Bei anderen ist der Effekt nur minimal. Auch die Schilddrüsenhormone haben einen starken Einfluss auf die Thermogenese *(Collin et al., 2005; Mullur et al., 2014)*.

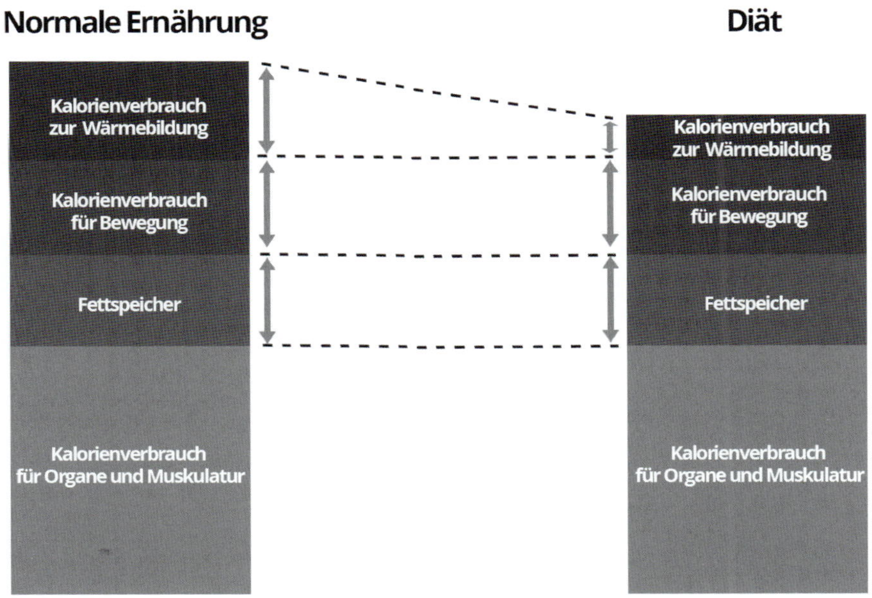

Bei einigen Menschen wird sogar eher Energie verschwendet, weshalb sie nur sehr schwer zunehmen, jedoch schnell wieder an Körpergewicht verlieren. So kann es aber eben auch passieren, dass man seine Kalorienzufuhr etwas reduziert und dennoch nicht abnimmt *(Tremblay & Chaput, 2009)*, da primär Wärme eingespart wird. Der reduzierte Kalorienverbrauch kann auch nach der Diät weiter fortbestehen *(Rosenbaum et al., 2008)*.

REDUZIERTE MITOCHONDRIEN

Je mehr Mitochondrien man besitzt, desto mehr Fett kann verbrannt werden. Damit auch abgenommen wird, ist hierfür natürlich zusätzlich ein Kaloriendefizit nötig. Die Mitochondrien erlauben nun jedoch einen rasanteren Fettabbau und können den Kalorienverbrauch durch eine etwas höhere Thermogenese anheben. Wie viele Mitochondrien man in seinen Zellen hat ist stark durch die Genetik beeinflusst. Dennoch kann die Anzahl bis zu einem gewissen Grad verändert werden. Folgende Maßnahmen fördern die Bildung von Mitochondrien:

- körperliche Aktivität
- kühle Temperaturen
- zuckerarme Ernährung

GEWICHTSVERLUST

Wenn du abnimmst, verbrauchst du mit der Zeit weniger Kalorien. Einer der Hauptgründe, neben der höheren Inaktivität und einer reduzierten Wärmeproduktion, ist das geringere Körpergewicht. Denn auch Fett- und Muskelgewebe, welches nicht benutzt wird muss mit Nährstoffen und Energie versorgt werden *(Leibel et al., 1995; Sanguanrungsirikul et al., 2001)*. Muskulatur verbraucht hierbei deutlich mehr Kalorien als Fettge-

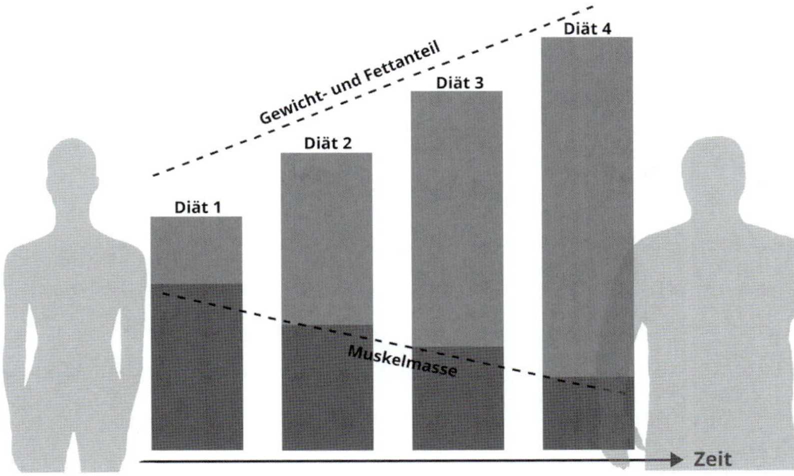

webe. Während 1 kg Fett ca. 4-5 Kalorien pro Tag benötigt, um am Leben erhalten zu werden, braucht 1 kg Muskulatur bereits 10-15 kcal pro Tag *(Wang et al., 2010)*. Auch wenn die Kalorienmenge häufig viel zu hoch eingeschätzt wird, kann der Kalorienverbrauch durch eine Gewichtsreduktion deutlich sinken. Nimmst du z.B. 10 kg Fett und 3 kg Muskeln ab, verbrauchst du etwa 85 kcal weniger als vorher. Diese Werte können natürlich schwanken, je nachdem wie viel und was du abnimmst. In einer Studie nahmen die Probanden 4-15 kg ab und ihr Kalorienverbrauch reduzierte sich dabei um 48-204 Kalorien *(Schwartz et al., 2012)*. Im Durchschnitt haben sie ihr Körpergewicht um etwa 9,5 kg gesenkt und ihren Kalorienverbrauch dabei um etwa 126 Kalorien gedrosselt; also um deutlich mehr als die 85 Kalorien aus meiner Beispielrechnung mit einem Gewichtsverlust von 10 kg Fett und 3 kg Muskeln. Das kann zum einen bedeuten, dass die Probanden prozentual mehr Muskulatur reduziert haben als in meinem Beispiel. Andererseits konnte der Kalorienverbrauch auch in der Studie nicht nur über die Reduzierung des Körpergewichts erklärt werden. Auch wenn die Gewichtsreduktion für den größten Anteil des reduzierten Kalorienverbrauchs verantwortlich war, kamen bis zu 29 % aus anderen Faktoren. Dies bezieht sich jedoch nur auf den Kalorienverbrauch in Ruhe. Je leichter du wirst, desto geringer wird auch dein Kalorienverbrauch bei Aktivitäten. Wenn du 75 kg wiegst verbrauchen deine Beinmuskeln bei einem Spaziergang mehr Kalorien, als wenn du nur 60 kg auf die Waage bringst *(Ainsworth et al., 2011; Foster et al., 1995)*.

Je leichter du wirst, desto weniger Kalorien verbrauchst du also auch. Das gleiche Phänomen tritt aber mitunter auch bei übergewichtigen Menschen auf. Insbesondere wenn viele Crash-Diäten gemacht werden, ohne dabei genügend Protein zu essen oder Kraftsport zu betreiben, reduziert sich der Muskelanteil. Nach Abbruch der Diät werden die alten Essgewohnheiten wieder aufgenommen und der Körperfettanteil steigt erneut an. Von Crash-Diät zu Crash-Diät sinkt somit der Anteil an Muskulatur, während der Körperfettanteil steigt. Dadurch verbrauchen diese Menschen trotz eines hohen Körpergewichts wesentlich weniger Kalorien als erwartet.

HORMONUMSTELLUNG

Im menschlichen Körper gibt es viele verschiedene Hormone. Diese beeinflussen Enzyme und setzen darüber bestimmte Prozesse in Gang. Es gibt Hormone, die eher anabole, also aufbauende Prozesse fördern und solche, die katabole, also abbauende Prozesse fördern. Da es wenig Sinn macht, neues Gewebe aufzubauen, nur damit es im nächsten Moment durch die Aktivität bestimmter Hormone wieder abgebaut wird, steuert das Gehirn die Hormonausschüttung so, dass die Gegenspieler sich nicht in die Quere kommen. Das Ausschütten eines bestimmten Hormons unterdrückt also die Ausschüttung eines anderen Hormons.

Die folgenden Hormone werden während einer Hungerperiode gesenkt:

- Adrenalin
- Dopamin

- Noradrenalin
- Testosteron
- Triiodthyronin (das Schilddrüsenhormon T3)

Schafft das Gehirn es nicht diese Hormone herunter zu regulieren, so deaktiviert es die dazugehörigen Rezeptoren. In diesem Fall sind die Hormone zwar genauso aktiv wie vorher, haben jedoch eine reduzierte Wirkung. Denn wenn sie nicht am passenden Rezeptor andocken können, um Enzyme zu aktivieren, werden auch keine katabolen Prozesse in Gang gesetzt.

STRESS

Auch Stress hat eine Auswirkung auf die Körperzusammensetzung. Stress greift in den Hormonhaushalt ein und gerade bei einem hohen Kaloriendefizit, hat man eine geringere Stresstoleranz. Kurzfristiger Stress ist unproblematisch, bei dauerhaftem Stress entstehen jedoch große Probleme. Hierbei wird zwischen „Disstress" und „Eustress" unterschieden. Disstress ist der Stress, der dich erschöpft, sowohl körperlich als auch mental, und sich sehr belastend anfühlt. Eustress ist meist punktuell und entsteht dann, wenn man viel erledigen und strukturieren muss, dabei aber große Vorfreude verspürt, wie z.B. beim Planen einer Hochzeit.

Probleme bei dauerhaftem Disstress sind:

- Erhöhte Entzündungsfaktoren
- Erhöhte Fettspeicherung in der Leber
- Erhöhte Übersäuerung in der Zelle
- Erhöhter Muskelverlust
- Gestörte Zuckerverbrennung
- Heißhungerattacken
- Mehr Hunger

Hauptverantwortlich hierfür ist das Hormon Cortisol. Auch hier haben wir es wieder mit einem Mechanismus aus der Urzeit zu tun. Momente von großem Stress bedeuteten für den Urmenschen meist eine lebensbedrohliche Gefahr, also z.B. das Flüchten vor Raubtieren, der Kampf gegen Tiere oder andere Menschen oder das Überwinden gefährlicher Landschaften. In diesen Situationen musste der Körper so viel Energie wie nur möglich bereitstellen können, da er nur dann blitzschnell reagieren und z.B. seine Muskeln anspannen kann. Um dies zu gewährleisten, wird Cortisol ausgeschüttet. Cortisol unterstützt jedoch nicht nur den fettverbrennenden Effekt von Adrenalin und Noradrenalin, sondern sorgt auch für einen Proteinabbau und eine gesteigerte Gluconeogenese (Glukoseneubildung aus Aminosäuren). Darum sorgt ein dauerhaft hoher Cortisolspiegel auch für eine Reduktion der Muskelmasse. Sind nicht genügend freie Aminosäuren zur Energiebereitstellung vorhanden, werden diese aus dem Muskeleiweiß gelöst. Außerdem wird durch diesen Mechanismus die Insulinresistenz gefördert, da wir heutzutage zwar viel Stress haben, die hohe körperliche Aktivität des Urmenschen uns jedoch fehlt. In Stresssituationen reichert sich das Blut also mit Fettsäuren und Glucose an, welche dann nicht verbrannt werden. Diese behindern die Aufnahme von Zucker in die Muskelzellen. Damit das Blut nicht zu dickflüssig wird, filtert die Leber den überschüssigen Zucker aus dem Blut und speichert ihn in sich selbst. Das Problem ist jedoch, dass sie nur etwa 80-120 g Glykogen einlagern kann. Die überschüssigen Kohlenhydrate wandelt sie zu Fett um und speichert auch dieses in sich selbst. Hierdurch kann eine nicht alkoholische Fettleber entstehen. Und als wäre dies noch nicht genug, werden die überschüssigen freien Fettsäuren einfach wieder in die Fettzellen zurück transportiert.

Auch auf das Hungergefühl hat Stress einen Einfluss, der sich jedoch sehr unterschiedlich bemerkbar macht. Manche Menschen haben bei einem hohen Stresslevel kaum noch Appetit und vergessen das Essen mitunter komplett, während andere regelrechte Heißhungerattacken bekommen.

SCHLAF

Der Schlaf hat einen großen Einfluss auf die Hormonproduktion und somit auch auf die Gewichtsregulation. Unser Körper hat eine innere Uhr und auch wenn er natürlich keine Sekunden, Minuten oder Stunden unterscheiden kann, erkennt er sehr wohl Tageszyklen wie Tag und Nacht. Je nach Tageszeit werden verschiedene Hormonmengen gebildet und ausgeschüttet. So sind Hormone, die deine Verdauung beeinflussen nötig, wenn du isst, während Hormone, die dich entspannen und beruhigen vor dem Einschlafen wichtig sind. Viele Hormone folgen also einem typischen Tageszyklus, müssen aber dennoch auf alle anderen Hormone abgestimmt sein, da sie den gesamten Stoffwechsel beeinflussen. Und hierbei hilft dem Körper die innere Uhr, da sie die nötige Struktur liefert, um die Hormone zu koordinieren. Die verschiedenen Organe können auch durch sich ständig wiederholende Aktivitäten beeinflusst werden. Wird z.B. immer zu den gleichen Zeiten gegessen, kann der Körper sich darauf einstellen und bildet dementsprechend die für die Verdauung wichtigen Hormone. Der Tag-Nacht-Rhythmus bildet also quasi die Hauptuhr für den Organismus, während bestimmte Routinen einzelne Organuhren beeinflussen können. Zusammen ergibt dies ein sehr effektives Uhrwerk, aber eben nur solange das Schema eingehalten wird. Wird der Rhythmus nun jedoch immer wieder gestört, z.B. durch Schichtarbeit oder viele Party-Wochenenden, kann es zu einer verschobenen Hormonbildung kommen, welche die Fetteinlagerung und das Hungergefühl beeinflusst.

Das Hormon Melatonin spielt hierbei eine zentrale Rolle, da es die Nachtruhe einleitet und somit den Tag-Nacht-Rhythmus vorgibt. Für gewöhnlich steigt der Melatonin-Spiegel bei einem Erwachsenen ab etwa 22 Uhr an. Gegen 6 Uhr morgens steigt dann der Cortisol-Spiegel, um uns wach zu machen. Wird die Schlafenszeit nun häufig verschoben und erst gegen 1 Uhr morgens ins Bett gegangen, sorgt dies für eine Verschiebung im Melatonin- und Cortisolspiegel. Das Cortisol wird dann schon wesentlich früher ausgeschüttet und bleibt auch über den Tag hinweg länger aktiv.

ZUSAMMENFASSUNG DES EINGESCHLAFENEN STOFFWECHSELS

Dieses Kapitel hat deutlich gezeigt, dass der Kalorienverbrauch in einer Diät drastisch sinken kann, was durch viele Parameter beeinflusst wird. Einzeln betrachtet haben diese zwar keine großen Auswirkungen, rechnet man jedoch alle Parameter zusammen, kommt man mitunter auf einen stark reduzierten Kalorienverbrauch. Das erklärt auch die häufig angeführte Set-Point-Theorie, die davon ausgeht, dass jeder Mensch ein bestimmtes Gewicht hat, bei dem der Körper bleiben will und dieser sich sofort gegen eine Gewichtsreduktion wehrt, wenn man sich von diesem Gewicht entfernt. Es hat sich deutlich gezeigt, dass es dafür keine festgelegte Grenze oder einen bestimmten Mechanismus gibt, sondern dass viele Faktoren zusammenspielen und so dafür sorgen, dass der Kalorienverbrauch sinkt und die Gewichtsreduktion erschwert wird *(Harris, 1990)*.

Faktoren, die den Kalorienverbrauch senken können:

- körperliche Aktivität
- Gehirnleistung
- Thermogenese
- Mitochondrienzahl
- Körpergewicht
- Hormonhaushalt

Kalkuliert man für jeden Faktor eine Kalorienreduktion von etwa 100 Kalorien, so senkt sich der Kalorienverbrauch im Laufe der Diät z.B. um 600 Kalorien; in Extremfällen noch stärker. Gerade für Frauen, die mit nur etwa 2.000 Kalorien in die Diät gestartet sind, kann eine Reduzierung um 600 Kalorien bereits große Schwierigkeiten mit sich bringen. Zum einen wird es schwer mit nur 1.400 Kalorien am Tag alle essenziellen Nährstoffe abzudecken, zum anderen wird ein normaler Ernährungsalltag damit fast unmöglich.

Ich möchte aber noch einmal deutlich betonen, dass dies kein Freifahrtschein nach dem Motto: „Ich kann nichts dagegen tun, wenn ich nicht abnehme." sein soll. Die größte Senkung des Kalorienverbrauches wird schließlich immer noch durch die folgenden zwei Parameter erzeugt:

- reduzierte Aktivität
- reduziertes Körpergewicht

Gerade die körperliche Aktivität hat man selbst in der Hand. Es ist enorm wichtig, Sport, und insbesondere Kraftsport, in die Diätplanung zu integrieren und die Bewegung im Alltag bewusst hoch zu halten.

Die Senkung des Körpergewichts ist natürlich erwünscht. Hier muss man einfach nur im Kopf behalten, dass weniger Körpermasse auch weniger Kalorien verbraucht. Dies hat nichts mit einem „eingeschlafenen Stoffwechsel" zu tun, sondern ist eine ganz normale Anpassung des Körpers. Man war vorher eben schlichtweg eine höhere Kalorienzufuhr gewohnt. Wer also 10 kg abnimmt, verbraucht automatisch ca. 200 kcal weniger am Tag. Hinzu kommt, dass viele Menschen ungenau tracken. Sie schätzen die Kalorienzahl beim Restaurantbesuch, vergessen den Probierschluck beim Getränk des Partners zu tracken, schmieren unbewusst etwas mehr Belag auf ihr Brot und lecken noch das Messer ab. Und das sind nur die kleineren Ungenauigkeiten bei Menschen, die bereits stark auf ihre Ernährung achten. Ich hatte Kunden, die ihr Essen nur sehr grob aufgeschrieben und dabei unbewusst ganze Mahlzeiten unterschlagen haben. Wer also durch ein ungenaues Tracking täglich 100 kcal zusätzlich aufnimmt, hat zusammen mit den 200 kcal, die durch die Gewichtsreduktion weniger verbraucht werden, bereits 300 kcal weniger Defizit am Tag als geplant. Da viele langfristige Diäten jedoch gar kein größeres Kaloriendefizit vorsehen, ist eine Stagnation vorprogrammiert.

Der Körper kann die Stoffwechselaktivität also durch Parameter wie die Reduktion der Thermogenese und Hormonanpassungen herunter regulieren. In den meisten Fällen ist aber gar nicht der Stoffwechsel Schuld, sondern es ist unser Gehirn, das uns mit unbewussten Handlungen austrickst. Achte also auf:

- ausreichend Bewegung
- regelmäßige Neuberechnung deines Kalorienverbrauchs
- genaues Tracking

So kannst du eine Stagnation verhindern, auch wenn die Diät durch die Stoffwechselabsenkung etwas schwerer wird.

NACH DER DIÄT

Die meisten Menschen kennen den sogenannten Jo-Jo-Effekt. Dieser beschreibt eine rasante Gewichtszunahme nach einer Diät. Meist wird hierbei das gesamte verlorene Gewicht wieder zugenommen, häufig sogar noch etwas mehr. Aber warum ist das so? Die Antwort besteht aus mehreren Teilen. Zum einen hat sich, wie bereits zuvor beschrieben, die Stoffwechselaktivität reduziert, sprich der Körper verbraucht weniger Kalorien. Wenn man es also vor der Diät gewohnt war, mit 2.000 kcal am Tag sein Gewicht zu halten, nimmt man nun mit 2.000 kcal schon langsam zu. Dies wird jedoch häufig nicht reflektiert. Die meisten Menschen kehren nach einer Diät direkt wieder zu ihren Essgewohnheiten von vor der Diät zurück.

Man müsste seinen Kalorienverbrauch nach einer Diät also neu ermitteln, da man nun auch weniger wiegt. Wie bereits beschrieben, sinkt der Kalorienverbrauch jedoch nicht nur durch das reduzierte Körpergewicht. Die geringere Stoffwechselaktivität durch die hormonelle Anpassung und die verminderte Thermogenese bleibt auch lange nach der eigentlichen Diät noch erhalten *(Rosenbaum et al., 2008)*. Selbst ein Jahr nach Ende der Diät kann das Hungergefühl noch erhöht sein *(Sumithran et al., 2011)*.

Meist isst man also sogar deutlich mehr, und nicht selten auch ungesünder, als vor der Diät, um den langen Verzicht auszugleichen. Auch das Sättigungsgefühl verändert sich. Der Körper signalisiert mehr Hunger und weniger Sattheit. Du brauchst jetzt also mehr Energie in Form von Kalorien als vorher, um die gleiche Sättigung zu verspüren. Teilweise ist es so stark, dass täglich unbewusst 100 kcal pro reduziertes Kilo Körpergewicht mehr gegessen werden *(Polidori et al., 2016)*. Dein Gehirn regelt deinen Stoffwechsel und deinen Sättigungsmechanismus bewusst so, um die entleerten Fettzellen wieder mit wertvollen Reserven aufzufüllen. Es ist also wichtig, die Kalorienzufuhr auch nach der Diät weiter im Auge zu behalten und nicht einfach nach Gefühl zu essen. Im „Minnesota Starvation Experiment" wurde die Nahrungsaufnahme von 32 Männern halbiert, sodass sie über einen Zeitraum von 6 Monaten im Schnitt nur 1570 Kalorien pro Tag aufnahmen. Zusätzlich mussten die Probanden pro Woche 36 km laufen und 25 Stunden arbeiten. Nach den 6 Monaten wurden die Probanden über 3 Monate wieder an ein normales Essverhalten herangeführt. Dies hat jedoch nur bedingt funktioniert, da die Kalorienaufnahme auf 160 % (im Vergleich zur Kalorienaufnahme vor der Diät) anstieg.

Die erhöhte Kalorienaufnahme endete auch dann nicht, als die Probanden ihren Körperfettanteil wieder normalisiert hatten *(Kalm & Semba, 2005)*.

Hinzu kommt, dass dein Körper verstärkt Fettgewebe aufbaut, wofür unter anderem die Leber verantwortlich ist. Immer wenn wir Kohlenhydrate konsumieren, nimmt sich die Leber einen Teil davon. Zum einen, um sich selbst mit Energie zu versorgen und zum anderen, um ihre eigenen Zuckerspeicher aufzufüllen. Überschüssige Kohlenhydrate werden dann ins Blut abgegeben. Dieser Mechanismus verschiebt sich jedoch nach einer Diät. Die Leber reduziert den Anteil an Kohlenhydraten, den sie selbst speichert und verbrennt und schickt stattdessen mehr Zucker ins Blut. Dies sorgt dafür, dass auch die restlichen Speicher aufgefüllt werden und überschüssiger Zucker ins Fettgewebe eingelagert wird. Wir sehen also, dass es Sinn macht, die Kalorienmenge nach einer Diät nicht direkt wieder auf das Ausgangsniveau anzuheben. Insbesondere dann, wenn die Kalorienreduktion sehr groß war.

Das Problem ist jedoch, dass unser Hunger nach der Diät so groß ist, dass nur die wenigsten es schaffen, sich zu zügeln. Im Idealfall werden die Kalorien schrittweise angehoben. Hierbei sollte die Zufuhr jede Woche um etwa 200-300 kcal erhöht werden. Wurde die Diät sehr lange durchgeführt und der Kalorienverbrauch hat sich stark reduziert, kann auch noch langsamer vorgegangen werden. Diese Methode nennt sich „Reverse Dieting". Statt die Kalorien also schrittweise zu senken, werden sie nun schrittweise wieder angehoben und zwar so lange, bis du deinen neu ermittelten Kalorienverbrauch erreicht hast. Außerdem sollte nach der Diät darauf geachtet werden, weiterhin primär naturbelassene Lebensmittel zu verzehren, da diese für eine stärkere Sättigung sorgen und weniger Kalorien liefern.

STOFFWECHSELBESCHLEUNIGUNG

Es ist sehr wichtig, während der Diät möglichst wenig Muskulatur zu verlieren. Nur so kann der Kalorienverbrauch oben gehalten werden. Essenziell hierfür ist ausreichend Eiweiß. Wer in einer Diät nicht genug Eiweiß isst, wird deutlich mehr Muskeln verlieren *(Bopp et al., 2008; Carbone et al., 2012; Josse et al., 2011)*. Das gilt nicht nur für übergewichtige Menschen, sondern auch für Sportler *(Mettler et al., 2010)*. Wie viel Eiweiß du täglich essen solltest wird später noch genau erklärt. Neben ausreichend Eiweiß ist vor allem Sport, und insbesondere Kraftsport, sehr wichtig, denn nur wenn der Körper merkt, dass er die Muskulatur braucht, wird er sie auch behalten *(Mekary et al., 2015; Poehlman et al., 2002; Stiegler & Cunliffe, 2006)*.

Ungenutzte Muskulatur sieht der Körper nur als Energieverschwendung an und baut sie ab. Wie wichtig Sport in einer Diät ist zeigt eine Studie, welche die Gewichtsreduktion von Probanden mit Magenbypass mit Teilnehmern an der TV-Show „The Biggest Loser" verglich *(Knuth et al., 2014)*. In beiden Gruppen nahmen die Probanden sehr viel ab: Die Menschen mit Magenbypass verloren im Schnitt 40 kg Körpergewicht und die „The Biggest Loser"-Kandidaten reduzierten im Schnitt 49 kg Körpergewicht.

Den Patienten mit Magenbypass wurde zwar empfohlen Sport zu treiben, kontrolliert wurde es jedoch nicht. Die „The Biggest Loser"-Kandidaten hingegen mussten an 6 Tagen pro Woche 90 Minuten Sport unter Aufsicht absolvieren. Das Ergebnis zeigt, dass die „The Biggest Loser"-Kandidaten nur halb so viel fettfreie Körpermasse einbüßten wie die Probanden mit Magenbypass.

Während durch die Radikaldiät eines Magenbypasses (900-1000 Kalorien am Tag) im Durchschnitt 30 % des verlorenen Körpergewichts aus fettfreier Masse bestand, waren es bei den „The Biggest Loser"-Kandidaten nur 15 % *(Knuth et al., 2014)*.

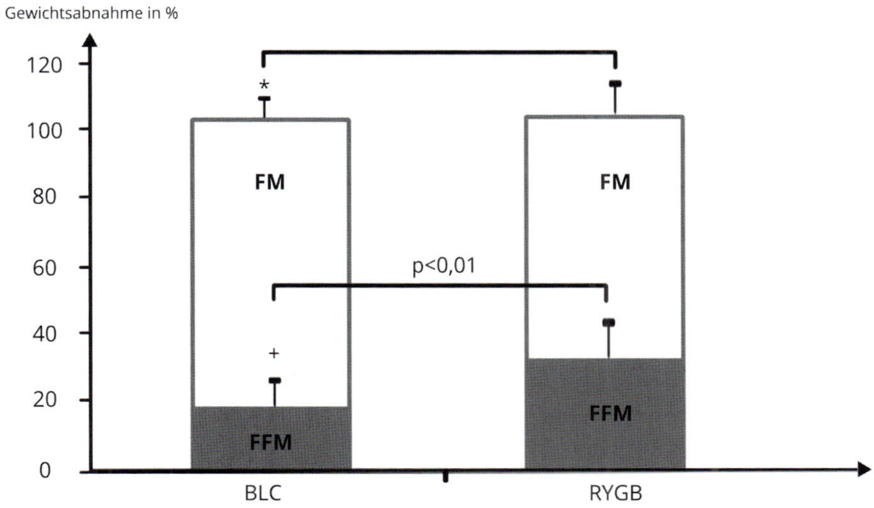

(FFM = fettfreie Masse, FM = Fettmasse, BLC = Biggest Loser Kandidat, RYGB = Roux-en-Y-Magenbypass)

Das größte Problem ist also der fehlende Sport und die generell reduzierte körperliche Aktivität während der Diät. Es wäre also ideal, schon in der Diät körperlich aktiv zu bleiben, um das Körpergewicht danach leichter zu halten *(Curioni & Lourenço, 2005; Xuewen et al., 2008)*. War dies nicht der Fall, sollte dennoch nach der Diät die körperliche Aktivität erhöht werden. Ganz nach dem Motto: „Lieber spät als nie."

Manche Menschen haben im Laufe mehrerer Diäten so viel Muskulatur verloren, dass es ausreicht mehr Eiweiß zu essen, um Muskeln aufzubauen *(Bortolotti et al., 2011)*. Das geht aber natürlich nur, wenn der Muskelanteil unter dem Normalmaß war und auch nur solange, bis wieder ein Normalmaß erreicht ist. Um deutlich mehr Muskulatur zu erhalten und somit auch einen bemerkbaren Unterschied beim Kalorienverbrauch zu erzeugen, muss Kraftsport betrieben werden.

Es ist sehr wichtig, hierbei gleichzeitig die Kalorien schrittweise wieder anzuheben. Denn wer mehr trainiert ohne dabei auch mehr zu essen, erzeugt ein noch größeres Kaloriendefizit. Man würde also Gefahr laufen, den Kalorienverbrauch noch weiter zu senken. Nicht ohne Grund steigt bei vielen Menschen der Hunger durch Sport an. Bei manchen geschieht das sehr subtil, andere gehen eine Stunde laufen und fühlen sich danach regelrecht ausgehungert.

Es ist also wichtig, zusätzlich zum Kraftsport auch die Kalorienzufuhr anzuheben, um das Kaloriendefizit nicht zu erhöhen und deinem Körper die Chance zu geben, Muskeln aufzubauen.

Durch die leichte Erhöhung deiner Kalorienzufuhr merkt der Körper auch, dass er nicht mehr ums Überleben kämpfen muss. So kann er mit der Zeit auch weitere Faktoren, wie deinen Wärmeverbrauch oder dein Sättigungsgefühl, wieder nach oben schrauben *(Garrow & Webster, 1989)*. Dies kann jedoch einige Wochen bis Monate dauern, was von Person zu Person unterschiedlich ist, und hängt zusätzlich von den folgenden Faktoren ab:

- Wie lang ging die Diät?
- Wie groß war das Kaloriendefizit?
- Wie niedrig ist der Körperfettanteil?
- Wie stark werden die Kalorien erhöht?
- Wie viel Bewegung hat die Person?

Es gibt jedoch auch Studien, die zeigen, dass der Kalorienverbrauch wieder auf ein normales Level ansteigt, wenn das Kaloriendefizit aufgehoben wird *(Weinsier et al., 2000)*.

HUNGERREGULATION

Mit der Gewichtsabnahme treten Stoffwechselanpassungen auf, die zu einem erhöhten Hunger führen, während gleichzeitig der Energiebedarf sinkt. Dadurch entsteht eine sogenannte Energielücke („Energy Gap"), in der mehr Kalorien verzehrt werden als benötigt *(Melby et al., 2017)*.

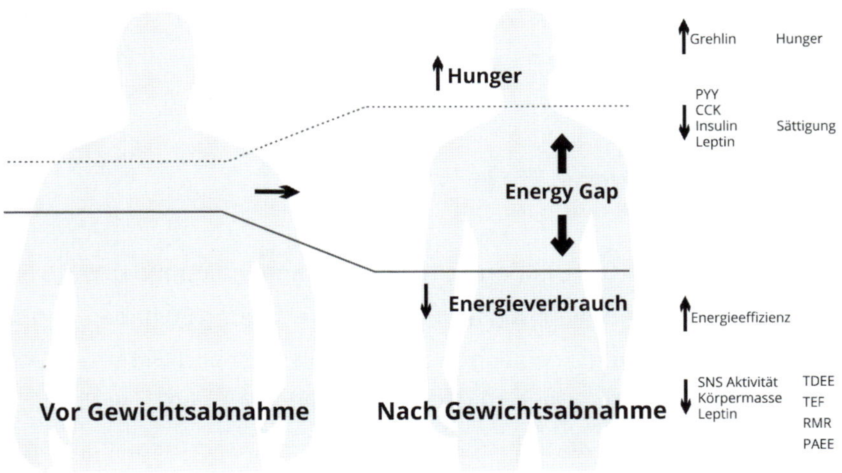

(PYY = Peptid YY, CCK = cholecystokinin, SNS = sympathisches Nervensystem, TDEE = total daily energy expenditure, TEF = thermic effect of food, RMR = resting metabolic rate, PAEE = physical activity energy expenditure)

Der verstärkte Hunger ist mit einer Erhöhung des Hormons Ghrelin sowie der Senkung seines Gegenspielers Leptin verbunden. Diese Stoffwechselanpassungen können leicht eine ungewollte Gewichtszunahme fördern. Während mehr experimentelle Forschung benötigt wird, um effektive Strategien zu finden diese Energielücke zu verkleinern und die Gewichtszunahme zu verhindern, wurden bereits einige Faktoren identifiziert, die zur langfristigen Gewichtsabnahme beitragen. Weniger Hunger und größere Sättigung wurden mit einer höheren Zufuhr von Protein und Ballaststoffen sowie Diäten mit niedrigem glykämischen Index assoziiert. Außerdem ist ein hohes Bewegungspensum wichtig, um den Kalorienverbrauch hoch zu halten *(Melby et al., 2017)*.

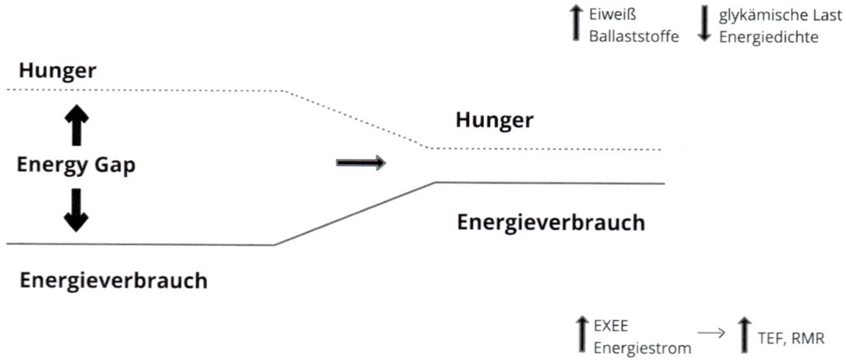

(EXEE = exercise energy expenditure, TEF = thermic effect of food, RMR = resting metabolic rate)

Es macht außerdem Sinn, Lebensmittel mit geringer Kaloriendichte zu essen, um möglichst viel Nahrungsvolumen zur Verfügung zu haben und so eine stärkere Sättigung zu erzeugen. Hierfür sind Obst und Gemüse ideal.

Wer nach einer Diät also einfach wieder nach Gefühl isst, wird wahrscheinlich unbewusst die reduzierten Fettpolster wieder auffüllen. Daher sollte nicht nur die Kalorienzufuhr während der Diät geplant werden, sondern auch die Zufuhr nach der Diät.

STRESSMANAGEMENT

Menschen reagieren sehr unterschiedlich auf Stress: manche essen mehr, andere weniger *(Haynes et al., 2003)*. Viele Menschen greifen jedoch zu Süßigkeiten und anderen hochkalorischen Lebensmitteln. Insbesondere stressige Alltagssituationen, wie Stress auf der Arbeit oder in der Schule, sorgen dafür, dass vermehrt zuckerhaltige Lebensmittel konsumiert werden *(Ulrich-Lai, 2016)*. Dies geschieht über mehrere Mechanismen, unter anderem über die Erhöhung des Hormons Ghrelin und die Veränderung des Serotonin-Signalwegs. Als Folge reduziert der Konsum von zuckerhaltigen Lebensmitteln das Stresslevel und zwar zum einen durch den Einfluss von Zucker auf den Hormonhaushalt und zum anderen durch die Aktivierung des Belohnungszentrums im Gehirn *(Ulrich-Lai, 2016)*.

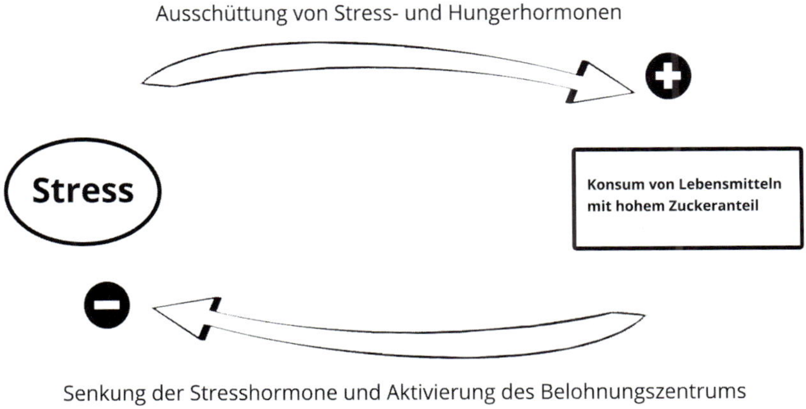

STRESS UND KOFFEIN

Stress beeinflusst also sehr viele Hormone in unserem Körper. Das ist evolutionär betrachtet auch normal und sinnvoll, denn Stresssituationen bedeuteten für den Urmenschen häufig, dass er um sein Leben kämpfen oder rennen musste. Darum sorgt Stress auch dafür, dass kurzfristig sehr viel Energie bereitgestellt wird. Es wird jedoch dann zum Problem, wenn diese Situationen dauerhaft bestehen. Denn unter anderem wird hierbei das Hormon Cortisol ausgeschüttet, wodurch dauerhafter Stress Muskelabbau und Übergewicht begünstigt *(Ranabir & Reetu, 2011)*. Die Fettspeicherung erfolgt zudem bevorzugt im viszeralen Fettgewebe, was das Risiko für Zivilisationskrankheiten deutlich erhöht *(Yang et al., 2017)*.

Laut einer Studie ist die Cortisolantwort auf mentalen Stress bei Männern höher als bei Frauen *(Lovallo et al., 2006)*. Weiterhin zeigte die Studie auf, dass Koffein den Cortisolspiegel erhöht, insbesondere in Kombination mit Stress.

Menschen mit stressigem Alltag oder Job trinken jedoch auch häufig viel Kaffee. Hier kann es also Sinn machen, den Konsum zu reduzieren. Ich empfehle jedoch nicht komplett auf koffeinhaltige Getränke zu verzichten, denn auch eine Entwöhnung oder Veränderung der Routine bedeutet Stress für den Körper und Geist. Ich rate daher, den Kaffee gegen grünen Tee auszutauschen oder wenigstens einige Tassen Kaffee durch grünen Tee zu ersetzen. Diese Methode hat verschiedene Vorteile. Zum einen enthält eine Tasse grüner Tee deutlich weniger Koffein als eine Tasse Kaffee. Eine durchschnittliche Tasse Kaffee enthält etwa 100-200 mg Koffein, eine Tasse Grüntee hingegen nur etwa 25-50 mg Koffein. Zum anderen ist das Koffein im Tee stärker an andere Substanzen gebunden und wird dadurch langsamer in den Organismus abgegeben. Statt also kurzfristig aufgeputscht zu werden und danach wieder in ein Loch zu fallen, hat man eine konstant belebende Wirkung. Dies sorgt auch dafür, dass man nicht eine Tasse nach der anderen trinken muss.

Zusätzlich unterstützt grüner Tee bzw. Koffein im Allgemeinen die Fettverbrennung *(Dulloo et al., 2000; Westerterp-Plantenga et al., 2005)*. Koffein ist also nicht per se etwas Schlechtes, kann sich aber in Kombination mit dauerhaftem Stress negativ auf den Cortisolspiegel auswirken. Grüntee hat jedoch noch weitere Vorteile. Lässt man ihn nur kurz ziehen, löst sich bereits das Koffein, lässt man ihn jedoch lange (und zwar länger als auf den meisten Verpackungen angegeben) ziehen, lösen sich auch die Bitterstoffe. Diese sind nicht nur sehr gesund, sondern unterstützen auch die Fettverbrennung. Der Stoff, dem der Grüntee diese Eigenschaft verdankt heißt Epigallocatechingallat, kurz EGCG *(Boschmann & Thielecke, 2007)*. In Kombination mit Koffein, welches ja auch im Grüntee enthalten ist, erhöht sich die Wirkung von EGCG zusätzlich *(Phung et al., 2010; Westerterp-Plantenga 2010; Rains et al., 2011)*. Der Konsum von genug Grüntee, bzw. den darin enthaltenen Bitterstoffen, kann also Fett verbrennen *(Nagao et al., 2007; Auvichayapat et al., 2008; Wang et al., 2010)*. Dazu muss jedoch gesagt werden, dass die reduzierte Fettmenge in vielen Studien zwar signifikant, absolut gesehen jedoch sehr gering war. Außerdem gibt es auch Untersuchungen, bei denen die Fettverbrennung so gering war, dass die Wirkung nicht als signifikant eingestuft werden konnte *(Dostal et al., 2016)*. Das zeigt einmal mehr, dass Grüntee zwar unterstützend wirken kann, Faktoren wie die Gesamtenergiebilanz aber immer noch den maßgeblichen Einfluss auf den Erfolg ausüben.

Generell sollte also darauf geachtet werden, das Stresslevel zu minimieren. Außerdem sollten Strategien entwickelt werden, um die negativen Effekte von chronischem Stress zu reduzieren. Neben dem Wechsel von Kaffee zu Grüntee, sollten auch genügend komplexe Kohlenhydrate verzehrt werden, um den sonst aufkommenden Heißhunger auf Zucker zu unterbinden. Extreme Low-Carb-Diäten oder Fastenstrategien bzw. das Auslassen von ganzen Mahlzeiten können bei einem stressigen Alltag also kontraproduktiv sein.

GLEICHZEITIG MUSKELN AUFBAUEN UND FETT REDUZIEREN

Es ist tatsächlich möglich, auch im Kaloriendefizit Muskeln aufzubauen. Die Ergebnisse sind hierbei aber deutlich geringer, als wenn du im Kalorienüberschuss bist und leider funktioniert der Aufbau im Defizit auch nur kurzfristig und nur in speziellen Situationen. Es gibt genau drei Szenarien, in denen du gleichzeitig Muskeln aufbauen und deinen Körperfettanteil reduzieren kannst und zwar wenn

- du Trainingsanfänger bist,
- du übergewichtig bist,
- oder als Sportler nach einer längeren Trainingspause wieder ins Training einsteigst.

Wenn du vorher noch nie trainiert hast, kannst du für eine gewisse Zeit gleichzeitig Muskeln aufbauen und Fett verlieren *(Ballor et al., 1988)*. Dafür musst du in einem leichten Kaloriendefizit sein, streng auf eine hohe Proteinzufuhr achten *(Demling & DeSanti, 2000)* und natürlich Krafttraining betreiben.

Wenn du übergewichtig bist, funktioniert es ebenso, da du genug Energie aus dem überschüssigen Fett beziehen kannst *(Wallace et al., 1997; Walberg 1989)*. Dein Körper vollzieht dann ein sogenanntes „Body Recompositioning", er nutzt also die nötige Energie aus dem Fettgewebe, um Muskeln aufzubauen. Das macht der Körper aber natürlich nur dann, wenn mehr Körperfett da ist als nötig.

Sportler die einmal mehr Muskulatur hatten, diese jedoch aufgrund einer langen Trainingspause verloren haben, können trotz leichtem Kaloriendefizit Muskulatur aufbauen, da sie eine höhere Muskelproteinsynthese haben *(Egner et al., 2013)*. Das Ganze wird auch als „Muscle Memory Effect" bezeichnet, da sich der Körper sozusagen an den früheren Zustand „erinnert". Es kommt also auf deine Zielsetzung an. Als Übergewichtiger macht es natürlich Sinn, vorrangig eine Körperfettreduktion anzustreben. Wenn du gleichzeitig noch etwas Muskulatur aufbaust, ist das perfekt. Als Trainingsanfänger oder nach einer Trainingspause willst du jedoch eigentlich so schnell wie möglich

Muskeln aufbauen. Mit einem Kalorienüberschuss wirst du also auch als Anfänger schnellere Ergebnisse erzielen. Auch wenn du deinen Stoffwechsel wieder beschleunigen willst, solltest du nicht weiter in einem Kaloriendefizit bleiben, sondern zu einem leichten Kalorienüberschuss in Kombination mit Krafttraining wechseln.

RICHTIG DIÄTEN

Eventuell hast du bisher noch nie eine Diät gemacht, vielleicht hast du aber auch schon viele Crash-Diäten hinter dir. So oder so möchte ich dir nun alle wichtigen Einflussfaktoren aufzeigen, damit deine nächste Diät definitiv ein Erfolg wird.

KALORIENZUFUHR

Um ein Kilo Körperfett zu reduzieren, müssen ca. 7.000 kcal über die Ernährung eingespart oder über Sport verbrannt werden. Hast du es dir beispielsweise zum Ziel gemacht, 2 kg Fettverlust pro Monat zu erreichen, müssen also 14.000 kcal pro Monat eingespart werden. Dies entspricht ca. 450-500 kcal am Tag.

Natürlich kannst du die Kalorien auch stärker reduzieren. Kurzfristig ist das kein Problem. Viele Sportler bauen sogenannte Mini Cuts in ihre Aufbauphase ein, um in nur wenigen Wochen möglichst viel Körperfett zu reduzieren. Langfristig funktioniert diese Art der Diät aber nicht. Denn je größer das Kaloriendefizit ist und je länger es aufrechterhalten wird, desto stärker sinkt der Kalorienverbrauch. Im schlimmsten Fall dadurch, dass Muskulatur abgebaut wird. Diäten, die deutlich länger als einen Monat andauern, sollten darum nur ein moderates Kaloriendefizit von 300-500 Kalorien am Tag beinhalten. Eine weitere Faustregel sollte es sein, die Kalorienzufuhr niemals unter den Grundumsatz zu senken, da dies die Gefahr Muskulatur zu verlieren zusätzlich erhöht. Außerdem sollte von Beginn an Krafttraining in die Diät eingeplant werden, da der Körper nur die Muskulatur behält, die auch benutzt wird. Hier sollten etwa 2-4 Trainingseinheiten pro Woche à 60-90 Minuten eingeplant werden.

KALORIENZUFUHR BEI FRAUEN

Frauen sollten sogar noch genauer darauf achten, dass sie nicht zu wenig Kalorien zuführen, denn wenn sie ihre Kalorienzufuhr zu stark drosseln, kann dies zu Amenorrhö, dem Ausbleiben der Menstruation, führen. Dies hat viele Nebenwirkungen und kann nicht nur das Immunsystem schwächen und die Hormonproduktion aus dem Gleichgewicht bringen, sondern auch dauerhaft die Knochendichte schädigen.

Ein zu geringer Körperfettanteil kann zudem das Osteoporose-Risiko drastisch erhöhen *(Gibbs et al., 2013)*, da sich im Fettgewebe das Enzym Aromatase befindet, welches an der Bildung von Östrogen beteiligt ist. Östrogen hat viele Funktionen, unter anderem den Knochenaufbau. Kommt es zu einem zu niedrigen Körperfettanteil oder einer dauerhaft zu geringen Kalorienaufnahme, sinkt der Östrogenspiegel und die Knochenmasse reduziert sich. Dies kann sogar dafür sorgen, dass die Wirbelsäule verkrümmt und sich X- oder O-Beine ausprägen. In jungen Jahren machen sich diese Nebenwirkungen meist noch nicht bemerkbar, aber Frauen, die in ihren 20ern zu wenig Körperfett und eine zu geringe Kalorienzufuhr hatten, werden häufig ab den 40er Jahren Probleme mit den Knochen bekommen *(Thein-Nissenbaum, 2013)*. Dies liegt daran, dass sich die Knochendichte nur bis Ende 20 erhöht. Danach kann der erreichte Grad zwar noch für eine Weile erhalten werden, sinkt jedoch mit der Zeit wieder ab. Insbesondere bis zum Alter von 25 Jahren sollte man also aktiv daran arbeiten, stabile Knochen aufzubauen. Dafür sollten die folgenden Punkte eingehalten werden:

- ausreichende Vitamin D-Zufuhr
- ausreichende Kalziumzufuhr
- ausreichende Kalorienzufuhr
- Kraftsport
- Körperfettanteil nicht drastisch unter 20 % senken

Es gibt eine einfache Berechnung, um zu ermitteln, welche Kalorienzufuhr eine Frau in einer Diät nicht unterschreiten sollte. Dafür muss man zuerst den Körperfettanteil bestimmen. Wer ihn nicht kennt, kann ihn auch abschätzen. Im Internet gibt es viele Vergleichsbilder, welche mit entsprechendem Körperfettanteil versehen sind. Um auf Nummer sicher zu gehen, sollte man ihn lieber zu niedrig als zu hoch einschätzen. Wenn eine Frau also z.B. einen Körperfettanteil von etwa 20 % hat, zieht man diesen Fettanteil nun von 1 ab:

1 - 0,2 = 0,8

Dann wird das Ergebnis mit dem Körpergewicht multipliziert. Wenn sie also z.B. 70 kg wiegt, wäre die Rechnung wie folgt:
0,8 x 70 = 56

Dieses Ergebnis wird nun immer mit der Zahl 30 multipliziert:

56 x 30 = 1680

Die 70 kg schwere Frau mit 20 % Körperfettanteil aus unserem Beispiel sollte also nicht weniger als 1680 Kalorien am Tag zu sich nehmen. Dies zählt übrigens als Mindestmenge ohne sportliche Aktivitäten. Wenn sie zusätzlich zum Sport geht, muss sie die dort verbrannten Kalorien auf diese Mindestmenge drauf rechnen.

MAKRONÄHRSTOFFE

Neben der Kalorienreduktion ist die Makronährstoffverteilung die wichtigste Stellschraube beim Abnehmen. Insbesondere Eiweiß spielt hierbei eine wichtige Rolle, weshalb ihm mehr Beachtung als den Kohlenhydraten und Fetten geschenkt werden sollte.

PROTEINBEDARF

Eiweiß ist der wichtigste Makronährstoff in der Diät. Die Deutsche Gesellschaft für Ernährung gibt den täglichen Proteinbedarf mit 0,8 g pro kg Körpergewicht an. Hier wird jedoch nicht berücksichtigt, ob man Sport macht oder in einer Diät ist. Allein durch ein Kaloriendefizit steigt der Eiweißbedarf von 0,8 g auf 1,2 g pro kg Körpergewicht am Tag an *(Weijs & Wolfe, 2016)*. Wird zusätzlich Sport betrieben, sollte der Eiweißkonsum weiter angehoben werden.

In einer Studie haben Probanden eine Diät gemacht und währenddessen schweres Krafttraining absolviert. Verglichen wurde hierbei, ob eine Zufuhr von 1,2 g oder 2,4 g Protein pro kg Körpergewicht am Tag effektiver ist. Das Ergebnis zeigt, dass die Gruppe mit der höheren Proteinzufuhr nicht nur mehr Fett verloren hat, sondern sogar noch etwas Muskulatur aufbauen konnte *(Longland et al., 2016)*. Die Spannbreite der Proteinzufuhr ist in dieser Studie jedoch sehr groß. Es gibt viele Studien, die zeigen, dass eine Eiweißzufuhr von 2 g oder mehr keine weiteren positiven Effekte auf den Muskelaufbau oder die Fettreduktion hat *(Hoffman et al., 2006; Lemon et al., 1992; Tarnopolsky et al., 1988; Tarnopolsky et al., 1992; Walberg et al., 1988)*. Die ideale Zufuhrmenge scheint also in der goldenen Mitte zu liegen.

Wie viel Eiweiß genau du in einer Diät essen solltest, hängt von den folgenden Faktoren ab:

- Höhe des Kaloriendefizits
- Körperfettanteil
- Trainingspensum

Da Eiweiß in der Diät viele Vorteile hat, wird meist eine Spanne empfohlen, die das Eiweiß lieber etwas zu hoch als zu niedrig ansetzt. Meist beträgt diese 1,6-2 g Eiweiß pro kg Körpergewicht am Tag. Diese Menge reicht auch für Sportler in einer Diät aus *(Hoffman et al., 2006)*.

In einer Diät hat eine hohe Eiweißzufuhr die folgenden Vorteile:

- starke Sättigung
- Muskelschutz
- großer thermischer Effekt

SÄTTIGUNG

Nur wenn du es schaffst in einer Diät satt zu bleiben, wirst du sie auch dauerhaft durchhalten. Da Eiweiß sehr lange im Magen verweilt, hält es auch lange satt *(Westerterp-Plantenga et al., 2009)*. Wenn magere Eiweißquellen mit Gemüse kombiniert werden, erhält man viel Nahrungsvolumen ohne viele Kalorien aufzunehmen.

MUSKELSCHUTZ

Es ist extrem wichtig, die bereits vorhandene Muskulatur in einer Diät vor dem Abbau zu schützen. Wenn du nicht genügend Eiweiß mit der Nahrung aufnimmst, löst der Körper Eiweißbausteine, also Aminosäuren, aus deiner Muskulatur *(Galvan et al., 2016)*. So gewinnt er nicht nur Energie und Baustoffe, sondern reduziert auch seinen Kalorienverbrauch, um so lange wie möglich zu überleben. Es ist also entscheidend genügend Eiweiß zu essen, damit der Körper trotz Kaloriendefizit keine Aminosäuren aus der Muskulatur lösen muss *(Bopp et al., 2008)*.

THERMISCHER EFFEKT

Der thermische Effekt von Eiweiß ist höher als der von Kohlenhydraten oder Fetten *(Halton & Hu, 2004)*. Darum macht es Sinn, in einer Diät die Eiweißzufuhr zu erhöhen und dafür den Konsum von Kohlenhydraten und Fetten zu reduzieren.

Aus 100 verzehrten Kalorien kann der Körper also nicht die vollen 100 Kalorien frei nutzen. Ein Teil davon wird für die Verdauung und Wärmeproduktion benötigt und dieser Anteil ist bei Eiweiß am höchsten.

Bleiben wir beispielhaft bei 100 verzehrten Kalorien, so ergeben sich für die verschiedenen Makronährstoffe folgende Werte:

100 kcal aus Eiweiß: ~ 75 kcal frei verfügbar
100 kcal aus Kohlenhydraten: ~ 94 kcal frei verfügbar
100 kcal aus Fett ~ 97 kcal: frei verfügbar

ZUSAMMENFASSUNG DER PROTEINZUFUHR

In einer Diät sollte der Eiweißkonsum besonders hoch gehalten werden, in erster Linie zum Schutz der bereits vorhandenen Muskulatur. Um dies zu gewährleisten, sollten 1,6-2 g Eiweiß pro kg Körpergewicht am Tag konsumiert werden. Mehr ist nicht notwendig, schadet jedoch auch nicht. Manche Menschen fühlen sich besser damit, die Eiweißmenge nicht noch weiter zu erhöhen, um genügend Kalorien für Kohlenhydrate und Fette übrig zu haben. Andere hingegen wollen die weiteren positiven Effekte einer erhöhten Proteinzufuhr forcieren, also den thermischen Effekt und die stärkere Sättigung. Um diese Effekte bestmöglich auszunutzen, wird eine Eiweißzufuhr von 1,8-3,1 g pro kg Körpergewicht am Tag empfohlen *(Helms et al., 2014)*.

KOHLENHYDRATE UND FETTE

Weder Kohlenhydrate noch Fette unterstützen die Diät aktiv. Natürlich ist es wichtig, dass du eine gewisse Mindestmenge an Fett zu dir nimmst, da Fett ein wesentlicher Baustoff ist und benötigt wird, um Hormone zu bilden, gewisse Vitamine aufzunehmen, Entzündungen zu hemmen, usw. Du solltest also mindestens 0,7 g Fett pro Kilogramm Körpergewicht am Tag essen. Solange du das beachtest, ist es zweitrangig, ob du zum Erreichen eines Kaloriendefizits lieber die Kohlenhydrate reduzierst oder das Fett. Entscheide dich für die Variante, mit der du im Alltag besser zurechtkommst. Ich möchte es noch einmal betonen, da sich dieser Mythos doch sehr hartnäckig hält. Am Ende des Tages geht es um die Gesamtkalorienbilanz. Wenn du z.B. 300 kcal im Defizit bist, wirst du abnehmen. Ob dieses Defizit durch eine Reduktion von Kohlenhydraten oder eine Reduktion von Fett zustande kam, macht keinen Unterschied; du wirst mit beiden Methoden gleich viel abnehmen *(Buchholz & Schoeller 2004; Sacks et al., 2009; Hall et al., 2015)*.

Dies gilt übrigens nicht nur für die Gewichtsreduktion, sondern auch für die Gewichtszunahme. Viele Menschen denken, dass sie durch den Verzehr von Zucker mehr zunehmen als durch den Verzehr von Fett. Oder dass sie durch den Verzehr von weißem Zucker mehr zunehmen als durch den Verzehr von komplexen Kohlenhydraten. Dies mag bei manchen Menschen auf lange Sicht sogar stimmen, hat jedoch eher etwas mit der praktischen Umsetzung als mit den zugeführten Nährstoffen zu tun. Wer z.B. Lebensmittel mit viel weißem Zucker isst, fühlt sich wahrscheinlich nicht gesättigt, da die Ballaststoffe fehlen. Darum isst die Person mehr Kalorien, ohne es bewusst wahrzunehmen. Wenn der Kalorienüberschuss jedoch wirklich identisch ist, nimmt man durch Zucker nicht schneller zu als durch Fett oder andere Kohlenhydrate *(McDevitt et al., 2000)*.

Wie du siehst, geht es am Ende des Tages tatsächlich immer um die Kalorienbilanz und nicht um die Zufuhr von bestimmten Lebensmitteln oder Makronährstoffen. Da Kohlenhydrate schnell Energie liefern, sind sie insbesondere für Kraftsportler sehr wichtig. Sie halten die Leistungsfähigkeit im Training aufrecht, sorgen für eine schnellere Regeneration und fangen die belastungsinduzierte Immunschwäche nach dem Training ab. Sportler profitieren meistens also eher davon das Fett zu senken *(Helms et al., 2014)*.

DIÄTMETHODEN

Heutzutage gibt es sehr viele verschiedene Diäten. Da die meisten Diäten bereits auf eine hohe Proteinzufuhr achten, muss ansonsten nur die Gesamtkalorienmenge berücksichtigt werden. Es geht also nur darum, mit welcher Diät es dir am leichtesten fällt, weniger Kalorien aufzunehmen als du verbrauchst. Dies ist von Person zu Person unterschiedlich. Darum stelle ich dir die bekanntesten Diätformen kurz vor.

MINI CUT

Das Ziel eines Mini Cuts ist es, in kurzer Zeit möglichst viel Fett zu verlieren und dabei Muskelmasse zu erhalten. Ein Mini Cut ist also nichts anderes als eine kurze, intensive Diät. Da du während eines Mini Cuts ein hohes Kaloriendefizit hast, kann diese Kurzdiät sowohl physisch als auch psychisch sehr belastend sein. Ein Mini Cut ist somit für Menschen, die an einer Essstörung leiden oder Tendenzen zu einer Essstörung haben nicht zu empfehlen. Außerdem sollten Frauen aufpassen einen Mini Cut nicht zu extrem, sprich mit einem sehr hohen Kaloriendefizit, zu gestalten, da in diesem Fall das hohe Kaloriendefizit dafür sorgen kann, dass die Periode ausbleibt und die Knochenmasse sinkt. Möchtest du als Frau dennoch einen Mini Cut mit sehr hohem Kaloriendefizit durchziehen, sollte dieser nicht länger als zwei bis drei Wochen dauern.

Gut geeignet ist ein Mini Cut insbesondere für übergewichtige Menschen, die ihr Gewicht schnell und effektiv senken wollen. Natürlich ist der rasante Körperfettabbau, der während eines Mini Cuts stattfindet, nicht dauerhaft möglich. Dennoch steigern die schnellen Erfolge die Motivation auch langfristig am Ball zu bleiben. Des Weiteren ist der Mini Cut für Sportler geeignet, die beispielsweise vor einem wichtigen Event oder einfach vor Beginn des Sommers noch schnell etwas Fett verlieren wollen, um etwas schlanker zu sein und sich wohler zu fühlen. Auch in einer längeren Aufbauphase können Mini Cuts eingesetzt werden, um nicht zu viel Körperfett zuzunehmen und somit den sogenannten „trockenen Muskelaufbau" (maximaler Muskelzuwachs bei minimaler Fettzunahme) zu ermöglichen. Der Mini Cut ist in dieser Situation besonders wertvoll, da eine gewisse Zunahme an Körperfett während der Aufbauphase in den meisten Fällen nicht zu vermeiden ist; schließlich brauchst du für einen optimalen Muskelaufbau einen gewissen Kalorienüberschuss. Da der Kalorienverbrauch von vielen Variablen abhängig ist und somit ständig schwankt, ist es nicht möglich diesen Überschuss so perfekt zu kalkulieren, dass der Körper nur Muskeln und dabei kein Fett aufbaut. Um dennoch sicherzugehen, dass du während einer längeren Aufbauphase nicht zu viel unnötiges Körperfett zunimmst, können gezielte Mini Cuts eingesetzt werden.

Ein Mini Cut sollte zwei bis maximal fünf Wochen dauern. Während dieser Zeit befindest du dich in einem Kaloriendefizit von 600-1000 Kalorien. Dieses Defizit solltest du hauptsächlich durch das Einsparen von Kohlenhydraten und Fett erreichen, während deine Proteinzufuhr konstant bleibt oder sogar leicht angehoben wird. Die exakte Dauer und das genaue Kaloriendefizit innerhalb dieses Rahmens hängen von deiner individuellen Situation und Zielsetzung ab.

Möchtest du beispielsweise circa vier Kilogramm Körperfett verlieren, eignet sich ein Mini Cut über vier Wochen bei einem täglichen Kaloriendefizit von 1.000 Kilokalorien. Ein Kilogramm Körperfett liefert ca. 7.000 Kalorien, sodass du also insgesamt 7.000 Kalorien im Defizit sein musst, um ein Kilo Körperfett zu verlieren. Ziehst du das tägliche Defizit von 1.000 Kilokalorien vier Wochen, also 28 Tage, lang durch, hast du am Ende 1.000 * 28 = 28.000 Kalorien eingespart und somit vier Kilogramm Körperfett abgenommen.

Bei der Gestaltung des Mini Cuts ist außerdem zu beachten, dass die optimale Dauer und das ideale Defizit von Geschlecht, Gewicht, Körperfettanteil und Kalorienverbrauch abhängig sind. Ein Sportler, der 100 kg wiegt, einen Körperfettanteil von 20 % und einen täglichen Gesamtkalorienbedarf von 3600 kcal hat, kann also ein etwas höheres Defizit wählen als ein leichterer Sportler mit geringerem Körperfett und Verbrauch.

Dass jemand mit einem geringen Kalorienverbrauch ein weniger extremes Defizit wählen sollte, liegt daran, dass der „Spielraum" um Kalorien einzusparen in diesem Fall kleiner ist. Hier ist außerdem auch die psychische Komponente erwähnenswert. Wer einen geringeren Verbrauch hat und dann auch noch ein starkes Kaloriendefizit wählt, wird eventuell Probleme haben, dies im Alltag auch tatsächlich stressfrei umzusetzen und keine Leistung einbüßen zu müssen. Solltest du also einen geringen Kalorienverbrauch haben, ist es empfehlenswert dich eher an der unteren Grenze des Spektrums, also einem Defizit von etwa 600 kcal am Tag zu orientieren.

Außerdem kann ein Sportler mit höherem Körperfettanteil eher ein größeres Defizit wählen und davon im Rahmen eines Mini Cuts profitieren, als jemand mit ohnehin schon geringem Körperfettanteil. Letzterer würde bei einem zu hohen Kaloriendefizit in einem Mini Cut eher Gefahr laufen,

Muskeln zu verlieren und die Vorteile eines Mini Cuts somit nicht optimal nutzen können. Das liegt daran, dass bei höherem Körperfettanteil die Fettoxidation, also die Energiebereitstellung aus Fett, größer ist. Das heißt, dass der Körper bei höherem Körperfettanteil in größerem Ausmaß Fett abbaut, um Energie, beispielsweise für Training und Regeneration, bereitzustellen. Dies ist auch der Grund dafür, dass übergewichtige Menschen, also Menschen mit einem (sehr) hohen Körperfettanteil, innerhalb eines Mini Cuts besonders schnell bemerkenswerte Erfolge sehen.

Ein Mini Cut ist also nur dann sinnvoll und effektiv, wenn du nicht schon seit längerer Zeit im Kaloriendefizit bist und nicht schon einen sehr niedrigen Körperfettanteil hast. Stattdessen solltest du dich schon seit mehreren Monaten in der Aufbauphase, und somit in einem Kalorienüberschuss, befinden und/oder bereits einen höheren Körperfettanteil haben. Wenn du dich in dieser Ausgangslage befindest, ist nicht nur das Potenzial zur Energiebereitstellung aus Fett höher, sondern du hast auch volle Glykogenspeicher. Das bedeutet, dass du im Training trotz des kurzfristig hohen Kaloriendefizits nicht an Kraft oder Leistung einbüßen musst und somit auch deine Muskeln erhalten kannst. Dafür ist es natürlich unabdingbar, dass du weiterhin konstant und progressiv trainierst. Du solltest dein Trainingsprogramm während eines Mini Cuts also nicht umstellen oder gar aussetzen.

Mit diesen Rahmenbedingungen kannst du in einem Mini Cut effektiv Fett verlieren, ohne die Nachteile einer langen Diät hinnehmen zu müssen. Außerdem hat ein Mini Cut den Vorteil, dass du, bei optimaler Ausgangslage, diäten kannst ohne starken Hunger zu verspüren, da dieser nicht nur von der Kalorienzufuhr abhängig ist. Bei einem höheren Körperfettanteil, bzw. durch die längere Zeit im Kalorienüberschuss, sind die Level des Hormons Leptin im Körper höher, wodurch das Hungergefühl sinkt. Um die Vorteile eines Mini Cuts zu nutzen, solltest du jedoch nicht häufiger als alle 16 Wochen eine solche Kurzdiät machen, damit du auch sicher sein kannst eine passende Ausgangslage zu haben.

Nach dem Mini Cut kannst du zunächst wieder die Kohlenhydrate und Fette erhöhen, so dass du deinen Kalorienbedarf abdeckst, also genau so viele Kalorien zu dir nimmst, wie du auch verbrauchst. Wichtig ist dabei zu bedenken, dass dein Kalorienverbrauch nach einem Mini Cut etwas niedriger ist als dein Verbrauch davor; meistens etwa 100-150 kcal weniger. Das liegt daran, dass du durch die Kurzdiät Körperfett und somit Körpergewicht verloren hast, wodurch auch dein Gesamtkalorienverbrauch etwas gesunken ist. Hast du vor dem Mini Cut beispielsweise täglich 3.500 Kalorien verbraucht und durch den Mini Cut 4 Kilogramm Körperfett abgenommen, solltest du nach dem Mini Cut zunächst für einige Wochen circa 3.350 kcal am Tag zu dir nehmen. So kannst du beobachten wie sich dein Körpergewicht verhält und deine Kalorienzufuhr im weiteren Verlauf entsprechend anpassen.

Zusammenfassend bleibt festzuhalten, dass ein hohes Kaloriendefizit im Rahmen eines Mini Cuts nicht schädlich ist und unter gewissen Umständen sogar vorteilhaft sein kann. Zum einen handelt es sich nur um eine sehr kurze Diät, sodass ein extremes Defizit leichter einzuhalten ist und auch für den Körper keine Gefahr darstellt. Zum anderen sichern eine hohe Proteinzufuhr sowie das regelmäßige Training während des Mini Cuts den Muskelerhalt. Darüber hinaus haben Menschen mit höherem Körperfettanteil ein geringeres Risiko Muskeln abzubauen. Über eine Stoffwechselabsenkung musst du dir auch keine Sorgen machen, da diese primär durch eine starke Reduktion des Körpergewichts stattfinden würde und nicht lediglich durch eine kurzfristige, starke Reduktion der Kalorienzufuhr. Der Mini Cut zeichnet sich also dadurch aus, dass man nur über einen kurzen Zeitraum ein sehr großes Kaloriendefizit hat, um somit schnell Fett zu verlieren, aber die gesundheitlichen und sportlichen Nachteile eines langfristigen, hohen Kaloriendefizits umgeht.

LOW CARB

Kohlenhydratreduzierte Diäten sind extrem beliebt geworden und auch wenn es stimmt, dass Insulin die Fettverbrennung hemmt, entscheidet am Ende des Tages immer noch die Gesamtkalorienbilanz darüber, ob wir ab- oder zunehmen. Alles andere ist nur eine isolierte Betrachtung der Energiegewinnung. Bei der Wahl der Diätform sollte es also nur darum gehen, das Kaloriendefizit im Alltag möglichst leicht einhalten zu können. Einige Menschen fühlen sich mit Low-Carb-Diäten sehr wohl, andere gar nicht. Es gibt aber auch viele verschiedene Low-Carb-Varianten. Bei manchen werden die Kohlenhydrate nur etwas gesenkt, bei anderen komplett gemieden. Mir ist es wichtig, noch einmal zu betonen, dass es nur darum geht, das Kaloriendefizit mit einfachen Regeln und einer einfachen Umsetzung einzuhalten. Keine dieser Varianten ist per se effektiver als eine andere. Wenn du also mit einer bestimmten Low-Carb-Diät nicht zurechtkommst oder generell schlecht auf die Reduktion von Kohlenhydraten reagierst, wähle einfach eine andere Diätform. Oft entsteht der Eindruck Low-Carb-Diäten seien effektiver, da das Körpergewicht in den ersten Wochen sehr schnell sinkt. Davon sollte man sich jedoch nicht täuschen lassen, denn das reduzierte Gewicht besteht nicht nur aus Fett; der größte Teil davon ist Wasser. Kohlenhydrate werden in der Muskulatur und in der Leber zusammen mit Wasser als Glykogen gespeichert. Werden die Glykogenspeicher reduziert, reduziert sich auch das darin enthaltene Wasser und das Körpergewicht sinkt. Das ist auch der Grund, warum man mitunter von heute auf morgen einige Kilo mehr wiegt, wenn man nach einer Low-Carb-Diät wieder Kohlenhydrate isst.

Insbesondere Kraftsportler fühlen sich mit einer Low-Carb-Ernährung häufig unwohl, da bei hoher Belastung bevorzugt Kohlenhydrate verbrannt werden. Entleeren sich die Glykogenspeicher, sinkt meist auch die Leistungsfähigkeit im Training. Wenn man dennoch eine Low-Carb-Strategie verfolgen möchte, kann man die Kohlenhydrataufnahme gezielt um das Training herum platzieren.

Als Zuckerersatz wird häufig Süßstoff benutzt, dessen Vor- und Nachteile immer wieder diskutiert werden. Die Theorie, dass Süßstoff das Abnehmen verhindern kann stimmt jedoch nicht *(Riobó Serván et al., 2014)*. Es gibt zwar Menschen, deren Appetit durch Süßstoff angeregt wird und bei denen somit die Gefahr besteht, dass sie unbewusst mehr essen, wenn sie Süßstoff nutzen. Wenn sie sich jedoch an einen klaren Ernährungsplan oder klare Kalorienvorgaben halten, kann ihnen das nicht passieren. Außerdem sollte nicht pauschalisiert werden, dass Süßstoff bei allen Menschen den Appetit anregt. Im Gegenteil gibt es auch Menschen, deren Lust auf etwas Süßes durch ein Lebensmittel mit Süßstoff befriedigt wird und die so Kalorien einsparen können. Wenn jedoch andauernd süßstoffhaltige Lebensmittel konsumiert werden, bleibt die ständige Lust auf Süßes natürlich bestehen. Es kann also Sinn machen den Konsum herunterzuschrauben, um die Lust auf Süßigkeiten zu reduzieren, aber light Getränke und Co. gezielt zu nutzen, sollte man wirklich mal unbedingt etwas Süßes essen wollen.

Auch der Mythos, dass Süßstoff Insulin ausschüttet stimmt so nicht ganz. Die Bauchspeicheldrüse schüttet ständig Insulin in sehr kleinen Mengen aus, selbst wenn wir nur etwas Süßes riechen. Diese Mengen sind jedoch so gering, dass sie keinen Einfluss auf den Hormonhaushalt bzw. den Stoffwechsel haben. Und selbst wenn der Insulinausstoß größer wäre, so wird die Wirkung der Hormone immer noch stark durch die Gesamtkalorienbilanz relativiert.

IF IT FITS YOUR MACROS

If It Fits Your Macros (IIFYM) ist eine Methode, bei der man ermittelt, wie viele Kohlenhydrate, wie viel Eiweiß und wie viel Fett man am Tag essen sollte. Welche Lebensmittel man dann wählt, um diese Werte zu erreichen, kann man sich selbst aussuchen und frei variieren. Viele nutzen diese Methode darum, um Süßigkeiten und Fast Food in ihre Ernährung mit einzubauen. Solange also weniger Kalorien gegessen werden als der Körper verbraucht und die Makronährstoffverteilung sinnvoll gewählt ist, funktioniert IIFYM. Ob die Kalorien hierbei aus gesunden Lebensmitteln kommen oder aus Süßigkeiten, spielt erstmal keine Rolle *(Feinman & Eugene, 2004)*. Kalorie ist eine Maßeinheit genau wie Kilogramm. Eine Kalorie ist also immer eine Kalorie, so wie 1 kg Federn genauso schwer ist wie 1 kg Eisen. 100 kcal aus Süßigkeiten liefern also die gleiche Energiemenge wie 100 kcal aus gesunden Lebensmitteln *(Buchholz & Schoeller, 2004)*. Dennoch geht unser Körper mit verschiedenen Lebensmitteln im Laufe der Verdauung unterschiedlich um. Immer nur Süßigkeiten zu essen wird also zu Problemen führen, da wichtige Vitamine und Mineralstoffe fehlen und die Sättigung ausbleibt. Daher sollte auch bei IIFYM der Grundsatz 80 % gesunde, vollwertige Lebensmittel und 20 % nach Wahl beachtet werden. So bietet die Methode immer noch viel Spielraum, um z.B. Obst und Gemüsesorten zu variieren und die Ernährung an die verschiedenen Tagesbedingungen anzupassen. Gerade bei sehr langen Diäten führt mehr Flexibilität eher zum Erfolg *(Hill, 2007)*.

Bei IIFYM muss natürlich streng kontrolliert werden, ob die berechnete Makronährstoffverteilung auch wirklich eingehalten wird. Daher ist es notwendig, sein Essen abzuwiegen und zu tracken. Die Lebensmittelauswahl ist also sehr flexibel, die Umsetzung im Alltag dennoch sehr strikt. Einigen Menschen fällt es sehr schwer, permanent von leckerem Essen umgeben zu sein *(Stroebe et al., 2013)*, sodass sie eventuell Probleme mit IIFYM haben, wenn sie der permanenten Versuchung nicht widerstehen können und schnell über die Stränge schlagen. In diesem Fall ist eine Methode mit klaren Mahlzeitenvorgaben wahrscheinlich effektiver.

Ein Tipp für die Praxis ist es, jedes Lebensmittel erst in eine App zum Kalorien tracken einzugeben, bevor man es verzehrt. Wenn man ein Lebensmittel erst verzehrt, es anschließend trackt und dann feststellt, dass man dadurch z.B. sein Fettlimit überschritten hat, kann man es nicht mehr ausgleichen.

Mit 100 % Genauigkeit zu tracken ist aber ohnehin nicht möglich, gerade wenn aus dem Tracken ein Schätzen wird, was zum Beispiel beim Essen in einem Restaurant gar nicht vermeidbar ist. Hier kann man die Zutaten und Mengen eben nur in etwa abschätzen, was aber dennoch ausreichen kann. Die Devise sollte lauten: „So lange die Ergebnisse gut sind, mach weiter so." Sind die Ergebnisse jedoch nicht zufriedenstellend, muss man strenger werden und weniger abschätzen.

INTERMITTENT FASTING

Sogenanntes Intermittent Fasting (IF) beschreibt Methoden, bei denen nur in einem bestimmten Zeitfenster gegessen wird *(Tinsley & La Bounty, 2015)*. Sehr beliebt ist z.B. die Methode zwei Drittel des Tages zu fasten, im letzten Drittel jedoch normal zu essen. Wenn du von 22 Uhr abends bis 6 Uhr morgens schläfst, dürftest du nun also bis 14 Uhr nichts essen. Der Körper stellt sich dann auf Fettreduktion ein und der Verdauungstrakt hat Ruhe. Von 14 Uhr bis 22 Uhr solltest du dann alle wichtigen Nährstoffe zuführen. Intermittent Fasting stellt also eine gute Variante dar, wenn du nicht allzu viel über deine Ernährung nachdenken möchtest *(Johnstone, 2015)*. Die Regeln sind sehr einfach, es gibt klare Richtlinien und es werden keine bestimmten Lebensmittel oder Makronährstoffe komplett verboten. Schneller abnehmen wirst du allein dadurch jedoch nicht, da dies, wie bereits mehrfach erwähnt, von der Gesamtkalorienzufuhr und nicht vom Zeitpunkt der Nahrungsaufnahme abhängt *(Keogh et al., 2014)*. Dennoch macht IF es sehr einfach ein Kaloriendefizit einzuhalten, denn wer weniger Zeit zum Essen hat, isst in der Regel auch weniger. Das hängt jedoch stark von deinem individuellen Essverhalten ab. Wer sich sehr ungesund ernährt oder in kurzer Zeit sehr viel essen kann, schafft es auch in wenigen Stunden mehr Kalorien zu verzehren als der Körper braucht. In einer Studie haben Probanden an 4 Tagen pro Woche jeweils nur innerhalb eines Zeitfensters von 4 Stunden am Tag gegessen. Diese Regel mussten sie für 8 Wochen befolgen; ansonsten gab es jedoch keinerlei Regeln. Die Untersuchung führte zu dem Ergebnis, dass der Körperfettanteil bei fast allen Teilnehmern gleich blieb *(Tinsley et al., 2015)*.

Viele Menschen reduzieren durch IF aber automatisch ihre Gesamtkalorienzufuhr. Gerade wenn sie dazu Kraftsport machen, kann der Körperfettanteil gut gehalten oder reduziert werden *(Hayward et al., 2014)*. Sportler, die IF betreiben sollten jedoch genau auf ihre Proteinzufuhr achten, um ihre Muskulatur vor dem Abbau zu schützen. Daher supplementieren viele Sportler essenzielle Aminosäuren, insbesondere vor dem Training, wenn sie während der Fastenphase trainieren. Diese schützen zwar die Muskeln vor dem Abbau *(Louard et al., 1990)*, stören jedoch die Fastenphase und die dadurch angeregte Autophagie *(Godar et al., 2015)*. Autophagie bedeutet einfach gesagt, dass alte oder beschädigte Zellen im Körper abgebaut werden und so Platz für neue Zellen entsteht. Aus gesundheitlicher Sicht ist dies äußerst wünschenswert. Durch die Einnahme von Aminosäuren wird dieser Prozess jedoch reduziert.

Wer also primär aus gesundheitlichen Gründen IF betreibt, sollte während der Fastenphase keine Aminosäuren zuführen. Neben der Autophagie verbessern sich bei vielen Menschen durch IF auch die Blutfettwerte *(Moro et al., 2016)* und es kann sich positiv auf die Insulinsensibilität und Herz-Kreislauf-Erkrankungen auswirken *(Mattson et al., 2017)*. Wer IF jedoch primär zum Abnehmen nutzt, sollte eine Aminosäurengabe vor dem Training einbauen; zumindest, wenn das Training während der Fastenphase absolviert wird. Denn die Gesamtkalorienzufuhr wird durch 5-10 g essenzielle Aminosäuren nicht stark angehoben, sie helfen jedoch dabei die Muskulatur zu erhalten, was hierbei das oberste Ziel ist. An Ruhetagen sind keine zusätzlichen Aminosäuren nötig, da die Muskulatur deutlich weniger stark belastet wird. Und je länger man fastet, desto mehr Wachstumshormone werden ausgeschüttet, welche die Muskulatur ebenfalls schützen.

Wenn nur ein sehr kleines Essensfenster von 2-4 Stunden besteht, ist es sehr schwer genügend Eiweiß aufzunehmen. Und selbst wenn genug Eiweiß verzehrt wird, kann es passieren, dass ein Teil davon in die Energiebereitstellung fließt und nicht als Baustoff genutzt wird. Daher empfiehlt sich ein Essensfenster von etwa 8 Stunden, in dem problemlos genug Eiweiß aufgenommen werden kann.

Die Methode 16 Stunden zu fasten und 8 Stunden zu essen ist also auch für Sportler ideal, um Gesundheitsparameter zu optimieren, den Körperfettanteil zu senken und die Muskelmasse zumindest zu erhalten *(Moro et al., 2016)*.

INTUITIVES ESSEN

Eine starre Diät kann definitiv Sinn machen, um ein bestimmtes Ziel zu erreichen. Da die Kalorienbilanz die wichtigste Stellschraube darstellt, werden die Kalorien meist genau gezählt. Kurzfristig ist das auch kein Problem und bietet eine gute Kontrolle. Viele Menschen belastet es jedoch im Laufe der Zeit immer mehr, meist weil sie auch nach der Diät nicht mehr aufhören können ihre Kalorien zu zählen. Dies sorgt für psychischen Stress und kann Essstörungen begünstigen.

Ganz ohne Kalorien zählen geht es beim intuitiven Essen. Diese Methode ist ideal, um wieder zu lernen auf die Signale des eigenen Körpers zu hören und eine gesunde Ernährung zu verfolgen, ohne sich dabei ständig unter Druck zu setzen *(Bacon et al., 2005)*.

Beim intuitiven Essen wird immer dann gegessen, wenn man Hunger hat. Es werden die Lebensmittel verzehrt, auf die man Lust hat und so viel davon bis man satt ist. Dies ist an sich ein sehr gutes Konzept, hat jedoch eine klare Schwachstelle: unsere heutige Gesellschaft. Es ist schwer auf die natürlichen Signale des Körpers zu hören, wenn wir ihm keine natürlichen Lebensmittel geben. Denn bei Sahnetorte und Chips setzt nicht nur die Sättigung aufgrund des geringen Volumens erst sehr spät ein, sie treiben uns auch dazu an immer mehr zu essen. Kombinationen aus sehr viel Fett und sehr viel Zucker gab es in der Natur schlichtweg nicht. Die industriell hergestellten Lebensmittel, die wir heute an jeder Ecke finden, haben so großen Einfluss auf unsere Geschmacksrezeptoren, dass sie unser natürliches Gefühl für Hunger und Sättigung überdecken können. Die Basis beim intuitiven Essen sollten also naturbelassene Lebensmittel sein, die du an folgenden Punkten erkennen kannst:

- Es gibt keine Werbung dafür.
- Es wächst so in der Natur.
- Es hat keine Zutatenliste.

Zurück zu einem intuitiven Essverhalten zu finden kann eine ganze Weile dauern. Hier sollte man ehrlich mit sich selbst sein und sein Verhalten immer wieder reflektieren. So sollte z.B. nicht aus Gewohnheit oder aufgrund negativer Emotionen gegessen werden, sondern nur dann, wenn wirklich Hunger besteht. Genau das haben die meisten Menschen jedoch verlernt. Sie essen, weil eine bestimmte Uhrzeit ist oder weil sie vor dem Fernseher immer einen Snack knabbern. Oder aus Frust, Einsamkeit Wut, usw. Mit der Zeit entfernen sie sich immer weiter von einem intuitiven Essverhalten *(Camilleri et al., 2015)*. Wenn man wieder mehr darauf vertraut, dass der eigene Körper einem signalisiert, was und wie viel gegessen werden soll, reduziert das die Gefahr für Essstörungen *(Denny et al., 2012)*. Zudem reduziert sich der BMI häufig automatisch durch das bewusstere Essen *(Forman et al., 2007)*. Wie bereits gesagt, wird dies aber nur passieren, wenn man durch das bewusstere Essen auch weniger Kalorien aufnimmt.

Um wirklich bewusst zu essen, sollte man nicht abgelenkt sein, also kein Fernsehen schauen oder ähnliches. Nur so kann man die Signale des Körpers auch wahrnehmen. Viele Menschen essen weit über ihren Hunger hinaus, weil sie abgelenkt sind, so erzogen wurden, dass man immer aufessen muss oder das Essen schlicht und ergreifend lecker schmeckt. Wenn man zurück zu einem natürlichen Essverhalten finden möchte, sollte man diese Gewohnheiten jedoch ablegen. Das Hunger- und Sättigungsgefühl kann sich nur dann normalisieren, wenn man auch wieder darauf hört. Und das bedeutet eben mit dem Essen aufzuhören, wenn man satt ist und nicht, wenn der Teller leer ist. Übriggebliebene Reste müssen natürlich nicht weggeschmissen werden, sondern können in den nächsten Tagen verzehrt werden.

CHEAT DAYS

Heutzutage werden Cheat Days regelrecht glorifiziert. Aber eigentlich braucht niemand einen Cheat Day; ganz im Gegenteil. Ich kenne Athleten, die unter der Woche streng ihr Kaloriendefizit von 500 Kalorien am Tag eingehalten haben und somit von Montag bis Samstag 3.000 Kalorien eingespart haben. Wenn sie am Sonntag erneut 500 Kalorien im Defizit sind, verbrennen sie 0,5 kg Fett pro Woche. Häufig sind sie jedoch der Meinung einen Cheat Day machen zu müssen. Entweder sie brauchen ihn für die „Psyche“ oder irgendein Diätmythos hat ihnen eingeredet, dass sie durch den Cheat Day schneller abnehmen. Also essen sie was und wie viel sie möchten und nehmen zusätzlich zu ihrer normalen Ernährung beispielsweise Folgendes zu sich:

- 1 Tafel Schokolade (500 kcal)
- 1 Pizza (850 kcal)
- 1 Tüte Chips (600 kcal)
- 2 Liter Cola (800 kcal)

Also all die leckeren Sachen, auf die sie von Montag bis Samstag verzichtet haben. Das Ergebnis ist ein Kalorienüberschuss von 2.750 Kalorien an nur einem

Tag. Am Ende der Woche haben sie dadurch nicht 3.000 Kalorien eingespart, sondern nur 250 Kalorien. Somit haben sie in einer Woche gerade einmal 35 g Fett reduziert. Wenn sie so weiter machen, würde es über ein halbes Jahr dauern, bis sie auch nur 1 kg Körperfett abgenommen haben.

Wichtig zu verstehen ist hierbei, dass man generell keine Cheat Days benötigt. Wenn überhaupt, würde ein Ladetag Sinn machen. Dieser sollte aber nicht aus Junkfood und Süßigkeiten bestehen, sondern aus komplexen Kohlenhydraten und einem leichten Kalorienüberschuss. Außerdem machen auch Ladetage, wenn überhaupt, nur ganz am Ende einer Diät Sinn, wenn die Kalorienzufuhr und der Körperfettanteil schon sehr gering sind. Hierbei könnte man von Montag bis Samstag täglich 100-200 Kalorien weniger essen, um am Sonntag 600-1200 Kalorien mehr zur Verfügung zu haben und die Wochenbilanz aufrecht zu erhalten. Der sättigende Effekt der Leptinsteigerung hält zwar nur kurz an, für die Psyche ist ein Tag mit mehr Essen aber eventuell hilfreich.

Aber auch ein Ladetag für die Psyche sollte erst zum Ende der Diät notwendig werden. Wer schon nach wenigen Wochen einen Ladetag „benötigt" und das obwohl das Kaloriendefizit nur aus 300-500 Kalorien am Tag besteht, sucht entweder eine Ausrede oder geht die Diät viel zu streng an. Das kommt gerade bei Diäten vor, die sehr starre Regeln vorgeben und z.B. bestimmte Lebensmittelgruppen oder Uhrzeiten komplett aus der Ernährung verbannen.

KONTROLLE

Um deine Fortschritte zu kontrollieren, stehen dir verschiedene Werkzeuge zur Verfügung. Ich empfehle dir, dich regelmäßig zu wiegen. Am besten immer morgens, nackt und nach dem Toilettengang. Das reduziert Messfehler. Du kannst aber auch weitere Methoden dazu nehmen. Die folgenden Kontrollmethoden können allesamt ohne großen Aufwand zu Hause durchgeführt werden.

Kontrollmethoden im Überblick:

- BMI und THQ
- Spiegelbild
- Umfänge
- Vergleichsfotos
- Waage

BMI UND THQ

Dass der Body-Mass-Index und der Taille-Hüft-Quotient viele Schwachstellen und Ungenauigkeiten aufweisen, wurde bereits ausführlich erläutert. Für Übergewichtige können diese Werte jedoch durchaus ein Indiz dafür sein, ob sich ihr Übergewicht und das damit verbundene Krankheitsrisiko verringert.

SPIEGELBILD

Das Spiegelbild zeigt natürlich die Fortschritte einer Diät. Da man sich jedoch selbst jeden Tag sieht, nimmt man kleine Veränderungen kaum war. Darum macht es häufig Sinn, zusätzlich mit Vergleichsfotos zu arbeiten.

UMFÄNGE

Das Messen der Umfänge an bestimmten Körperstellen stellt ebenfalls nur eine suboptimale Methode der Fortschrittskontrolle dar, denn niemand kann vorher genau sagen, bei welchen Messwerten das Diätziel erreicht ist.

Dennoch geben die Umfänge einen Aufschluss darüber, ob man grundsätzlich auf dem richtigen Weg ist. Wenn z.B. die Arme nur wenig an Umfang verlieren, der Bauch jedoch wesentlich schmaler wird, ist das ein gutes Zeichen. Wäre es anders herum, würde etwas nicht stimmen.

VERGLEICHSFOTOS

Vergleichsfotos sind häufig effektiver als ein Spiegelbild, da es hier möglich ist zwei Zeitpunkte direkt miteinander zu vergleichen. Das macht es leichter die Veränderungen zu sehen und man hält den eigenen Werdegang dauerhaft fest. Man kann also rückblickend sehen wie die eigene Figur z.B. vor einem Monat noch aussah. Um die Bilder jedoch wirklich vergleichen zu können, sollten einige Punkte beachtet werden:

- gleiche Kamera
- gleiche Posen
- gleiche Uhrzeit
- gleicher Bräunungsgrad der Haut
- gleiches Licht
- nicht direkt nach dem Krafttraining

WAAGE

Mit der Waage kann man am einfachsten kontrollieren wie viel man abnimmt. Es muss jedoch betont werden, dass man nur das verlorene Gesamtgewicht sehen kann. Dies hat nicht unbedingt eine Aussagekraft über das reduzierte Körperfett. Wenn sich das Gewicht auf der Waage also kontinuierlich reduziert, ist dies ein sehr gutes Zeichen. Große Sprünge im Gewicht haben meist eine andere Ursache, wie zum Beispiel Schwankungen im Wasserhaushalt des Körpers.

Folgende Parameter können das Gewicht beeinflussen:

- Kleidung
- Kohlenhydratspeicher
- Körperfettanteil
- Muskelmasse
- Speisebrei im Magen
- Wasserhaushalt

Viele Waagen zeigen zusätzlich zum Gesamtgewicht den Körperfettanteil an. Die Messung des Körperfettwertes ist jedoch meist sehr ungenau und wird unter anderem von Faktoren wie dem Wasserhaushalt beeinflusst. Die Körperfettangabe liefert also ein Indiz, jedoch keine exakte Kontrolle. Wichtig beim Wiegen ist also nur das Gesamtgewicht, auch wenn dieses noch nichts über die verlorene Fettmenge aussagt.

ZUSAMMENFASSUNG DER KONTROLLMETHODEN

Wenn man sich alle Kontrollmethoden anschaut, wird eins deutlich: Keine davon ist perfekt. Nun jedoch zur guten Nachricht: Das müssen sie auch gar nicht sein. Es ist schließlich nicht notwendig, die Diät bis ins kleinste Detail zu analysieren. Es geht lediglich darum zu kontrollieren, dass die Diät gut verläuft und man nicht stagniert. Denn um langfristig erfolgreich zu sein, sollte die Diät alltagstauglich bleiben.

Wenn du die Fortschritte deiner Diät dennoch genauer kontrollieren willst, empfiehlt es sich einfach mehrere der vorgestellten Methoden zu kombinieren. Theoretisch kannst du sogar alle anwenden. In der Regel reichen jedoch 1-2 Kontrollmethoden aus.

MOTIVATION

Diesem Kapitel möchte ich besondere Aufmerksamkeit schenken, denn auch die beste Anleitung führt nicht zum Erfolg, wenn du dich nicht daran hältst. Darum erkläre ich dir hier, wie du es schaffst, deine neuen Verhaltensweisen dauerhaft in deinen Alltag zu integrieren.

Es gibt zwei Bereiche, die maßgeblich beeinflussen, ob du dich an deine neue Ernährungsform hältst und deine Ziele erreichst oder nicht. Diese zwei Bereiche sind:

- Ängste
- Disziplin

Woher diese kommen und wie man am besten damit umgeht, schauen wir uns im folgenden Kapitel näher an.

ÄNGSTE

Zuerst möchte ich betonen, dass Ängste nicht immer etwas Schlechtes sein müssen. Sie sollen dich schließlich vor Schmerzen bewahren. Das Problem ist, dass wir heutzutage, durch tief in uns schlummernde Glaubenssätze und durch den Einfluss der Gesellschaft, Ängste entwickeln, die nicht rational sind und nichts mit einer tatsächlichen Gefahrensituation zu tun haben. Genau diese Ängste halten uns jedoch meist davon ab, uns wirklich weiter zu entwickeln, uns an unsere Ziele zu halten und glücklich zu leben. Fast jeder Mensch hat zwei dieser Ängste tief in sich verankert:

- Die Angst vor der eigenen Minderwertigkeit
- Die Angst vor Ablehnung

Wie stark diese Ängste in dir ausgeprägt sind und vor allem wie du mit ihnen umgehst, liegt jedoch in deiner Hand. Die Angst vor der eigenen Minderwertigkeit begründet sich immer auch auf den Glaubenssatz nicht gut genug zu sein. Leider bekommen viele Menschen genau das schon seit dem Kindesalter vermittelt. Diese Angst ist auch eng verwoben mit der Angst vor Ablehnung, denn wenn ich für etwas nicht gut genug bin und die an mich gestellten Ansprüche nicht erfülle, werde ich ausgegrenzt und abgelehnt. Ablehnung kann sich auch in Form von Spott, Kritik, nicht ernst genommen werden, usw. zeigen. Häufig zeigt sie sich auch in fehlender Unterstützung. Ich höre sehr oft Sätze wie „Du schaffst das nicht.", „Das macht keinen Sinn.", „So geht das nicht.", usw. Es sind oft Sätze, die nur beiläufig fallen, aber eine große Wirkung haben und unsere innere Angst weiter schüren. Alle Ängste lassen sich auf diese beiden Grundängste zurückführen. Damit meine ich natürlich nicht das mulmige Gefühl, das du vielleicht verspürst, wenn du nachts durch eine verlassene Straße gehst, sondern wenn du dich nicht traust entgegen der Meinung deiner Freunde einen neuen Weg einzuschlagen oder deinen Chef nach einer Gehaltserhöhung zu fragen. Diese Ängste sind normal, denn der Mensch ist ein soziales Wesen. Genau deshalb fürchtet er sich so sehr vor Ausgrenzung, Spott und Hohn. Wir werden diese Ängste jedoch nie los, solange wir uns daran klammern was andere von uns denken; solange wir uns minderwertig fühlen, wenn andere Menschen schlecht von uns denken. Du kannst diese Ängste ablegen, wenn du die folgenden 4 Punkte wirklich verinnerlichst:

- Löse dich von der Überzeugung, dass dein Selbstwert davon abhängt, was andere von dir denken.
- Mache dir bewusst, dass du einzigartig bist; mit all deinen Stärken und all deinen Schwächen.
- Unterlasse es, dich mit anderen Menschen zu vergleichen.
- Gestehe dir ein, dass du im Leben nur eine einzige Person glücklich machen musst und zwar dich selbst.

Diese 4 Punkte wirst du jedoch nur dann verinnerlichen können, wenn du zuvor einen Glaubenssatz tief in dir verankerst:

„Ich nehme mich zu 100 % so an wie ich bin."

Keine Sorge, dass alles muss nicht von heute auf morgen tief in dir verankert sein. So wie deine Ängste unterbewusst geschürt wurden, wird auch dieser neue, positive Glaubenssatz langsam an Stärke gewinnen und sich manifestieren. Und auch wenn sie nie vollständig verschwindet, so wird die Stimme der Angst immer leiser und dich schon bald nicht mehr davon abhalten, dein Ding im Leben durchzuziehen. Egal, ob es darum geht abzunehmen oder andere Herausforderungen zu wagen.

Das Ziel ist es also nicht, nie wieder Angst zu haben, sondern diese auf ein sinnvolles Maß zu reduzieren und anschließend, trotz Angst, zu handeln. Wenn du übergewichtig bist, geht es auch nicht darum, diesen Zustand so lange schön zu reden bis du ihn akzeptierst. Übergewicht bringt schließlich ein erhöhtes Risiko für viele Zivilisationskrankheiten mit sich. Es geht schlichtweg darum, deinen Selbstwert nicht von deinem Äußeren abhängig zu machen.

DISZIPLIN

Wenn du deine inneren Ängste durchschaut und aufgelöst hast, kann dich nur noch deine eigene Faulheit ausbremsen. Wie oft höre ich Sätze wie „Ich komme einfach nicht in die Gänge." oder „Ich kann mich einfach nicht motivieren." Oft verbergen sich hinter diesen Aussagen versteckte Ängste und Glaubenssätze. Wenn du diese jedoch wirklich abgelegt hast, gibt es nur noch zwei Faktoren, die darüber entscheiden, ob du motiviert bist oder nicht: dein Warum und dein Umfeld.

DEIN WARUM

Das Warum ist die treibende Kraft hinter deiner Motivation, der Grund warum du etwas tust oder eben nicht. Die meisten Menschen scheitern schon daran, überhaupt ein Warum zu formulieren. Sie haben schlichtweg keinen wirklichen Grund und wenn sie einen haben, ist dieser oft nicht stark genug oder nicht klar definiert. Viele Menschen jagen Zielen hinterher, die ihnen von anderen vorgelebt werden, sie selbst aber eigentlich gar nicht glücklich machen. Wenn das Warum also z.B. nur lautet: „Damit meine Frau mich in Ruhe lässt." oder „Damit andere mich nicht mehr als zu dick empfinden." reicht dies wahrscheinlich nicht für einen wirklichen inneren Antrieb aus. Erforsche also, was dich im Leben glücklich macht und suche genau hier dein persönliches Warum. Eventuell ist es deine Gesundheit oder ein komplett neues Körper- und Lebensgefühl im Alltag. Vielleicht ist es aber auch etwas ganz anderes. Nur wenn du weißt, was dich wirklich glücklich macht, kannst du auch wissen, was dich wirklich antreibt. Wichtig ist, dass du dieses Warum klar definierst und dir stets vor Augen hältst.

DEIN UMFELD

Hast du deine Ängste abgelegt und ein klares Warum formuliert, das dich wirklich glücklich macht und dennoch schaffst du es nicht, dein Vorhaben dauerhaft in die Tat umzusetzen? Dann liegt das wahrscheinlich an deinem Umfeld. Viele kennen den Spruch „Du bist die Summe der fünf Menschen, mit denen du am meisten Zeit verbringst." und das stimmt. Dein Umfeld prägt dich sehr stark und entscheidet mit darüber, wie schnell du dich entwickelst oder ob du auf der Stelle trittst. Insbesondere, wenn sich dein Umfeld gar nicht entwickeln möchte. Entwicklung ist anstrengend und zwingt einen aus der gewohnten Komfortzone. Du musst dir bewusst machen, dass - so hart das jetzt klingt - auch deine Freunde und Familie dir deinen Erfolg nur bis zu einem gewissen Punkt gönnen und wünschen. Denn je mehr du dich entwickelst, desto mehr hältst du ihnen den Spiegel vor, dass sie es womöglich nicht tun. Sie haben also zwei Optionen: Sie können sich ebenfalls weiter entwickeln; das kostet wie gesagt Energie; oder sie ziehen dich auf ihr Niveau zurück. Versteh' mich bitte nicht falsch, diese Menschen machen das nicht bewusst, um dir zu schaden.

Dieses Verhalten läuft komplett unterbewusst ab. Sie versuchen sich selbst zu schützen ohne zu merken, was sie dir damit eigentlich antun. Häufig rät dir dein Umfeld also ab, deinen Weg zu gehen, da sie unbewusst Angst haben, dass du es schaffen könntest und dich so von ihnen weg entwickelst oder gar abwendest. Es gibt jedoch auch Menschen, die dir z.B. vom Abnehmen abraten, weil sie denken, dass du scheitern wirst und sie dir das Leid und den Frust ersparen wollen. Oder sie sind der Meinung, deine Diät sei nicht gesund. Hier liegt es an dir zu entscheiden, von wem du Rat annimmst bzw. wen du um Rat bittest. Das musste ich selbst auch erst schmerzlich lernen. Wir wurden so erzogen, dass wir unsere Eltern um Hilfe bitten, wenn wir etwas nicht können. Ich bin jedoch kein Kind mehr und habe mittlerweile in vielen Bereichen mehr Wissen und Erfahrung gesammelt als meine Eltern. Bleiben wir beim Beispiel der Diät. Meine Mutter hat im Gegensatz zu mir weder Ernährungsberatung studiert, noch jemals eine Diät gemacht. Warum sollte ich sie in diesem Bereich also um Rat fragen? Hinzu kommt, dass die meisten Menschen ihre tiefliegenden Ängste nicht reflektiert geschweige denn abgelegt haben, sodass sie vermutlich immer eher das sehen, was auf dem Weg alles schiefgehen kann, anstatt zu sehen, was daraus entstehen kann. Ich habe jedoch auch Ernährungsberater und Leistungssportler in meinem Freundeskreis. Diese frage ich gerne um Rat, wenn es nötig ist, da ich weiß, dass sie das nötige Wissen und die Erfahrung haben. Ich habe also gelernt, nicht bei jedem Problem dieselben Menschen zu fragen, sondern mich immer an jene zu wenden, die in diesem Bereich Experten sind. Die meisten Menschen aus deinem Umfeld warten jedoch nicht bis du sie fragst, um dir ihren Rat zu geben. Sobald sie erfahren, dass du etwas anders machst als sie, etwas Neues wagst, ein Risiko eingehst oder einfach dein Ding machst, sind sie der Meinung, dich belehren zu müssen. Überlege dir hier sehr gut, auf wessen Rat du Wert legst und welchen du lieber ignorierst. Bedenke dabei immer Folgendes:

- Will die Person mich aufgrund ihrer eigenen Ängste unten halten?
- Hat die Person mehr Erfahrung und Wissen in dem Bereich als ich?

Solltest du die erste Frage mit Ja oder die zweite Frage mit Nein beantworten, solltest du keinen Wert auf den Ratschlag dieser Person legen und einfach dein Ding durchziehen! Vertraue auf dich selbst und in deine Fähigkeiten.

SCHRITT-FÜR-SCHRITT-ANLEITUNG ZUM ERFOLG

In jeder Diät wird es harte Momente geben. Eine Party, auf der du lieber Kuchen essen würdest als dich an deinen Ernährungsplan zu halten oder Stress auf der Arbeit, der dich dazu antreibt zu Schokolade zu greifen anstatt zu Gemüsesticks.

Darum ist es wichtig, dass du klare Strategien hast, um in diesen Momenten stark zu bleiben und dich auf dein Ziel zu fokussieren. Dafür möchte ich, dass du zuerst einige Fragen schriftlich beantwortest.

Und ich weiß, dass es leichter ist, jetzt einfach weiter zu lesen und die Fragen später oder nur im Kopf zu beantworten. Aber glaube mir, wenn du etwas aufschreibst, verinnerlichst du es wesentlich stärker. Außerdem wirst du die Zettel später brauchen, um dir dein Ziel immer wieder in Erinnerung zu rufen. Nimm dir also Zeit und gehe bei jeder Frage in dich. Schreibe auch gern dazu, welche Gefühle dabei in dir hochkommen.

Beantworte nun also die folgenden Fragen schriftlich:

- Was sind die negativen Auswirkungen deiner momentanen Ernährung?
- Warum ernährst du dich so wie du es aktuell tust? (Achte auch auf deine Emotionen.)
- Welche negativen Effekte würden entstehen, wenn du deine Ernährung optimierst und umstellst?
- Welche Hindernisse könnten dir auf deinem Weg begegnen?
- Welche positiven Effekte würden entstehen, wenn du deine Ernährung optimierst und umstellst?
- Was für ein Leben führst du gerade? (Womit verbringst du viel Zeit, wo steckst du deine Energie rein, mit welchen Menschen umgibst du dich häufig, usw.)
- Was für ein Leben würdest du gerne führen? (Stelle dir auch vor, du hättest diese Ziele schon erreicht und schreibe auch die hierbei entstehenden Gefühle mit auf.)
- In welchen Bereichen würden Sport und eine gesunde Ernährung dich deinem Wunschleben näher bringen?

Nun sollte sehr deutlich geworden sein, ob es sich für dich lohnt, deine Ernährung umzustellen oder nicht. Du siehst jetzt ganz konkret vor dir, worauf du verzichten musst, aber auch, was du dadurch erreichen kannst. Um daraus ein starkes Warum zu bilden, solltest du ein klares Ziel formulieren.

ZIELSETZUNG

Dein Ziel sollte möglichst realistisch sein. Nur wenn es realistisch ist, wirst du es in der geplanten Zeit erreichen oder bereits vorher Teilerfolge feiern können. Jedes erreichte Ziel bzw. Teilziel gibt neue Motivation, ein weiteres Ziel in Angriff zu nehmen. Darum solltest du bei der Formulierung deines

Ziels die sogenannte SMART-Formel beachten. SMART steht für:

S - Spezifisch
M - Messbar
A - Attraktiv/ Aktiv
R - Realistisch
T - Terminiert

Spezifisch bedeutet, dass dein Ziel ganz klar formuliert und nicht zu allgemein gehalten wird. Statt also „Ich möchte meine Figur verbessern." als Ziel zu formulieren, solltest du klar benennen, wodurch dies geschehen soll. Eine spezifischere Formulierung wäre z.B. „Ich möchte abnehmen."

Messbar bedeutet, dass dein Ziel objektiv als geschafft angesehen werden kann. Statt also als Ziel „Abnehmen" zu wählen, solltest du klar festlegen, wie viel du abnehmen möchtest. „Ich möchte 5 kg abnehmen." wäre z.B. ein messbares Ziel.

Attraktiv/ Aktiv bedeutet, das Ziel positiv und aktiv zu beschreiben, also aktive Verben bei der Formulierung zu verwenden. Statt „Ich möchte 5 kg abnehmen." sollte die Formulierung „Ich werde 5 kg abnehmen." lauten.

Realistisch bedeutet, dass das Ziel zwar herausfordernd, aber dennoch erreichbar sein sollte. „Ich werde in einer Woche 5 kg abnehmen." ist kaum realisierbar. „Ich werde in 2 Monaten 5 kg abnehmen" hingegen schon.

Terminiert bedeutet, dass klar festgelegt wird, bis wann das Ziel erreicht werden muss; z.B. „Ich werde bis zum 31.12.2018 5 kg abnehmen."

Jetzt hast du ein klares Ziel definiert. Damit du dich wirklich daran hältst, möchte ich, dass du nun einen Zettel und einen Stift nimmst und dein Ziel wie folgt aufschreibst: „Ich verspreche, dass ich bis zum 31.12.2018 5 kg abnehme und ein unglaubliches Leben führe." Dann schreibst du das heutige Datum darauf und unterschreibst den Zettel. Das ist dein Vertrag mit dir selbst! Von heute an hakst du jeden Tag im Kalender ab, an dem du dich an deinen Plan gehalten hast. Dies visualisiert noch einmal, wie du deinem Ziel Schritt für Schritt näher kommst und wie viel du schon geschafft hast.

VERÄNDERE DEIN LEBEN

Eine Diät zu machen ist leicht, wenn es lediglich darum geht das Ganze ein paar Wochen lang durchzuhalten. Aber die eigene Ernährung dauerhaft umzustellen und nicht in alte Muster zu verfallen ist schwer und erfordert viel Disziplin. Bei den meisten Menschen verhält sich Disziplin wie ein Pendel. Es schwingt hoch und sie strotzen vor Motivation, bis es kurz darauf umschwingt und sie alles hinwerfen. Ich möchte aus deinem Pendel einen fahrenden Zug machen, dem du immer mehr Kohle ins Feuer wirfst, bis er unaufhaltsam ist!

Dafür musst du verstehen, warum es uns so schwer fällt auf Süßigkeiten und Co. zu verzichten. Der Mensch wird von zwei Polen beeinflusst. Er möchte Schmerz vermeiden und Freude erleben. Er tut also alles, um:

- akuten Schmerz zu vermeiden,
- akute Freude zu erleben,
- langfristigen Schmerz zu vermeiden,
- langfristig Freude zu erleben.

Und zwar in genau dieser Reihenfolge. Es ist also immer wichtiger etwas Akutes zu erleben als etwas in der Zukunft. Und es ist wichtiger Schmerz zu vermeiden als Freude zu erleben. Das macht auch Sinn, denn für den Urmenschen konnte akuter Schmerz bedeuten von einem Säbelzahntiger gefressen zu werden; langfristiger Schmerz eventuell an einer Krankheit zu sterben. Um länger zu überleben, war das akute Erlebnis also wichtiger. Auch dass es wichtiger ist Schmerz zu vermeiden, macht evolutionär betrachtet Sinn, denn akute Freude zu erfahren konnte z.B. bedeuten sich zu paaren. Aber auch wenn er sich einige Monate lang nicht paart, stirbt er nicht. Durch den Biss des Tigers aber womöglich schon. Schmerz zu vermeiden war also wichtiger als Freude zu erfahren. Darum essen wir heutzutage lieber jetzt einen Kuchen (akute Freude), als uns Gedanken über die Folgen wie Übergewicht und Diabetes zu machen (langfristiger Schmerz). Die Natur hat es extra so eingerichtet, dass der Verzehr von vielen Kalorien viel Freude bereitet. Noch stärker als diese akute Freude ist jedoch der Drang, akuten Schmerz zu vermeiden und auch dafür kann Essen genutzt werden, denn für manche Menschen ist Essen ein Fluchtverhalten. Dieses wird immer dann genutzt, wenn durch andere Umstände Schmerz erzeugt wird; z.B. wenn man einsam ist. Auch hierbei geht es nur darum, aus der schmerzvollen Situation herauszukommen und in eine Situation einzutauchen, die sich, zumindest kurzfristig, gut anfühlt. Doch wie kommt man aus diesem Fluchtverhalten raus? Hierfür gibt es zwei Möglichkeiten:

ÄNDERE DEIN FLUCHTVERHALTEN

Ein Fluchtverhalten muss nichts Schlimmes sein. Man muss nur bemerken welches Verhalten man als Fluchtverhalten nutzt. Dann kann man ein Fluchtverhalten wählen, das entweder neutral ist oder sogar langfristig hilft. Man macht aus seinem Fluchtverhalten also ein Schutzverhalten. Viele Menschen flüchten sich ins Essen. Schließlich macht essen Spaß, man kann es selbst kontrollieren und so entscheiden, wie lange man neue

Glücksgefühle durch neue Lebensmittel auslöst. Hier macht es Sinn, ein anderes Verhalten zu nutzen. Je nach dem aus welchem Grund man bisher gegessen hat, empfehlen sich unterschiedliche Alternativen. Dies wird im Kapitel „Analysiere dein Essverhalten" genauer erklärt.

STELLE DICH DER ANGST

Die zweite Variante ist das Fluchtverhalten ganz aufzugeben und sich der Emotion zu stellen, vor der du davon läufst. Diese Variante ist wesentlich schwerer. Der Vorteil ist jedoch, dass man lernt negative Momente besser auszuhalten und damit umzugehen.

Du kannst dir das ähnlich wie bei deinen Muskeln vorstellen. Spürst du nie eine Emotion, hast du keine hohe Toleranz dafür. Je öfter, stärker und länger du diese Emotion jedoch spürst, desto besser wirst du darin mit ihr umzugehen. Für den Anfang reicht es also, dein Fluchtverhalten zu verändern. Und mit der Zeit kannst du immer mal wieder gezielt die Emotion zulassen und erleben, auch wenn sie sich in dem Moment nicht gut anfühlt.

ANGRIFF STATT FLUCHT

Im letzten Kapitel ging es darum, dass wir uns oft in angenehme Situationen wie das Essen flüchten, um Schmerz zu vermeiden. Nun soll es darum gehen, wie wir es schaffen Schmerz in Kauf zu nehmen, um langfristig dauerhafte Erfüllung und Glück zu finden.

Krafttraining ist hierfür das beste Beispiel. Du gehst zum Training und hast anfangs keinen Spaß – im Gegenteil! Doch was sind die Ergebnisse davon? Erstmal gar keine. Die ersten Wochen und Monate siehst du kaum eine Veränderung. Du gehst ins Fitnessstudio, schwitzt und strengst dich an, ohne sichtbare Erfolge. Doch nach einigen Monaten beginnst du die

Veränderungen zu sehen. Du wirst stärker, deine Haut wird straffer, deine Muskeln größer. Diese unglaubliche Erfahrung machst du jedoch nur, wenn du es lange genug durchhältst durch den Schmerz zu gehen, um dich in der Zukunft an deinen hart erarbeiteten Erfolgen zu erfreuen.

Hierzu wurden in den Jahren 1968-1974 viele Experimente durchgeführt. Das bekannteste ist das sogenannte „Marshmallow-Experiment" *(Shoda et al., 1990)*. Hier wurde Kindern im Alter von etwa 4 Jahren ein Marshmallow gegeben. Anschließend wurden sie für einige Minuten allein in einem Raum gelassen. Zuvor war ihnen erklärt worden, dass sie das Marshmallow gerne essen können, dann jedoch kein zweites bekommen. Wenn sie das Marshmallow nicht essen bis die Betreuerin zurück ist, bekommen sie zur Belohnung ein zweites.

Spannend ist hierbei vor allem das Verhalten der Probanden viele Jahre später. Kinder, die standhaft bleiben konnten, zeigten auch im späteren Leben mehr Selbstbeherrschung in frustrierenden Situationen, konnten Versuchungen besser widerstehen, waren intelligenter und konnten sich besser konzentrieren ohne abgelenkt zu werden. Wenn man also bereits in simplen Situationen lernt, standhaft zu bleiben und akuten Schmerz auszuhalten, überträgt sich diese Fähigkeit auch in andere Bereiche des Lebens.

Wenn es dir also schwer fällt, sofort große Veränderungen vorzunehmen, beginne zunächst mit den kleinen. Eine sehr einfache Möglichkeit ist z.B. jeden Morgen kalt zu duschen. Es dauert nicht lange, ist jedoch sehr effektiv, denn man lernt akuten „Schmerz" auszuhalten, um langfristige Freude zu erleben. Zusätzlich hat kaltes Duschen aber noch weitere positive Effekte. Natürlich sorgt es dafür, dass du einfach schneller wach wirst. Wer also morgens kalt duscht, kommt schneller in Gang. Es stärkt aber auch das Immunsystem. In einer Studie hatten die Teilnehmer durch Heiß-Kalt-Duschen 29 % weniger Erkältungen *(Buijze et al., 2016)*.

Positive Effekte von kaltem Duschen:

- Schult durch kurzfristigen Schmerz zu gehen, um langfristig davon zu profitieren.
- Macht wach und energetisch.
- Stärkt das Immunsystem.

Leider verleitet unsere Gesellschaft uns heutzutage meist zum genauen Gegenteil. Wir befriedigen jedes Bedürfnis mit einem Knopfdruck und verlernen dabei, für Erfolg zu arbeiten. Im Englischen wird das „instant gratification", also sofortige Befriedigung, genannt. Um Bestätigung zu erhalten, poste ich mein Mittagessen auf Instagram; bei Langeweile scrolle ich durch die Facebook-Timeline und wenn ich Nähe möchte, swipe ich auf einer Flirtplattform nach rechts. Alles ohne dafür viel Zeit oder Energie zu investieren.

Ich empfehle dir, diese Verhaltensweise abzulegen und dein Internet- und Social-Media-Verhalten kritisch zu beobachten. Denn es überträgt sich unbewusst auch in andere Bereiche deines Lebens. Wenn du jedoch neue Gewohnheiten, wie das kalte Duschen, einbaust, wird es dir auch bald leichter fallen zum Training zu gehen, anstatt auf der Couch liegen zu bleiben.

Mach dir also bewusst, dass dir schnelle Befriedigungen in der Zukunft nichts bringen. Wenn du heute einen Film guckst, Süßigkeiten isst, oder den halben Tag bei Facebook verbringst, bringt dir das morgen nichts mehr.

Wenn du jedoch zum Sport gehst, wirst du von Tag zu Tag fitter, von Tag zu Tag gesünder, usw. Du häufst mehr Wissen an und verbesserst dich stetig. Jede Tätigkeit, in der du Wissen anhäufst oder eine Fähigkeit ausbaust, bringt dich langfristig voran und erzeugt nicht nur kurzfristig Spaß.

Du hast ja bereits aufgeschrieben, was für eine Person du momentan bist und was für eine Person du gerne wärst. Überlege nun also, welches Wissen und welche Fähigkeiten du bräuchtest, um eben diese Person zu werden.

So weißt du ganz genau, was du Stück für Stück in dein Leben integrieren solltest. Beginne mit den kleinen Tätigkeiten und nur ein paar Minuten am Tag. Mit der Zeit konzentrierst du dich immer mehr darauf, bis du zu 80 % produktiven Tätigkeiten nachgehst und nur noch zu 20 % solchen, die lediglich schnelle Freude bringen. Du musst gar nicht auf 100 % kommen. Der Mensch ist schließlich keine Maschine und braucht auch Ruhephasen. Nachfolgend nenne ich einige Beispiele, welche Art von Verhalten du einschränken solltest und welchen Tätigkeiten du mehr Zeit widmen könntest.

Verhaltensweisen, die du einschränken solltest:

- Alkohol trinken
- Auf Partys gehen
- Auf Social-Media-Plattformen aktiv sein
- Computer spielen
- Essen, wenn kein Hunger vorhanden ist
- Rauchen
- TV, Filme und Serien gucken

Tätigkeiten, denen du mehr Zeit schenken solltest:

- Anderen Menschen helfen
- Ein Instrument lernen
- Eine Fremdsprache lernen
- Fachbücher lesen
- Dich gesund ernähren
- Meditation
- Zum Sport gehen

ERNÄHRUNGSUMSTELLUNG DURCHHALTEN

In diesem Kapitel möchte ich dir nun einige ganz praktische Tipps für den Alltag mitgeben. Also für die Situationen, in denen du riesige Lust auf die Tafel Schokolade hast und nicht weißt, was du dagegen tun sollst. Wichtig ist hierbei natürlich zwischen Hunger und Appetit zu unterscheiden. Wenn du wirklich hungrig bist, solltest du etwas essen – aber natürlich etwas Vollwertiges.

Es ist sehr schwer, Süßigkeiten zu widerstehen, wenn man großen Hunger hat. Darum solltest du dafür sorgen, dass du regelmäßig isst und lange satt bist. Welche Faktoren für eine langanhaltende Sättigung sorgen wurde bereits in der ersten Hälfte des Buches beschrieben.

SCHUTZVERHALTEN

Zusätzlich solltest du dir gleich zu Beginn ein Schutzverhalten suchen. Wenn du erst im Moment des Verlangens nach einer Alternative suchst, wird es sehr schwer nicht schwach zu werden. Du solltest aus dem Stegreif wissen, was du machen kannst anstatt zu Süßigkeiten, Chips oder ähnlichem zu greifen. Dieses Verhalten sollte es nicht nötig machen durch Schmerz gehen zu müssen. Schließlich soll es dir leicht fallen dieser Tätigkeit nachzugehen.

Am besten wählst du immer die gleiche Tätigkeit. So musst du nicht erst überlegen, sondern kannst immer, wenn du sehr starkes Verlangen nach Essen hast, genau dieser Tätigkeit nachgehen. Mache dir dabei immer wieder bewusst: Egal wie groß dein Verlangen ist, es geht vorbei.

VORBEREITUNG

Der einfachste aber effektivste Trick ist es tatsächlich, schlichtweg keine ungesunden Lebensmittel mehr einzukaufen. Denn was du nicht zuhause hast, kannst du auch nicht essen.

Außerdem ist die Vorbereitung sehr wichtig, denn wenn du kein eigenes Essen dabei hast, hast du eigentlich keine Wahl und musst essen, was du findest. Je nachdem wie lange du Zeit hast, welche Restaurants oder Geschäfte in der Nähe sind, ob es eine Kantine gibt, usw. stehen die Chancen besser oder schlechter, dass du eine gesunde Mahlzeit findest. Natürlich kann man auch in der Kantine oder im Restaurant eine gesündere Wahl treffen. Eine Ofenkartoffel mit Gemüse oder einen großen Salat bekommt man fast überall. Wenn man jedoch nur den Fast-Food-Laden um die Ecke zur Auswahl hat oder alle Kollegen Pizza bestellen, sieht es schlecht aus. Manchmal reicht auch einfach die Zeit nicht. Man ist im Stress und sucht einen schnellen Snack, der etwas Energie liefert. Meist fällt die Wahl dann auf eine Kekspackung oder einen Schokoriegel. Dabei wäre es so einfach, eine Packung Studentenfutter in den Rucksack zu packen. Doch wenn man sie nicht dabei hat, kann man sie nicht nutzen. Vorbereitung ist also sehr wichtig. Und diese muss nicht immer kompliziert sein. Ein Salat lässt sich schnell machen und in eine Tupperdose schütten. Viele Snacks muss man nicht einmal vorbereiten.

Ideale Snacks zum Mitnehmen:

- Gemüse
- Nüsse
- (Trocken-)Obst
- Studentenfutter
- Vollkornsandwich

Wenn du also keine Zeit hast um vorzukochen, nutze wenigstens gesunde Snacks.

ANALYSIERE DEIN ESSVERHALTEN

Die meisten Menschen essen nur noch selten aus echtem Hunger. Mindestens genauso häufig essen wir aus einem der folgenden drei Gründe:

- Äußere Reize
- Gewohnheit
- Emotionen

Wenn du unkontrolliertes Naschen und Fressattacken in den Griff kriegen willst, musst du erst verstehen, warum du eigentlich isst. Die meisten Entscheidungen laufen unbewusst ab und haben ihren Ursprung nicht in echtem Hunger. Anschließend kannst du, je nachdem was der Auslöser war, entsprechende Strategien entwickeln, um diese ungesunden Verhaltensweisen künftig zu vermeiden.

ÄUSSERE REIZE

Wir sind permanent von Essen umgeben. Im Fernseher erzählen uns Werbespots, welches Fertiggericht wir essen sollen. Auf der Straße lockt der Imbiss mit seinem Duft und im Supermarkt verführt uns das Süßwarenregal an der Kasse dazu, noch schnell einen Riegel auf's Band zu legen. Häufig haben wir gar nicht wirklich Hunger, sondern werden nur von den Gerüchen und Farben der Lebensmittel dazu verleitet, ungesundes Essen zu kaufen.

GEWOHNHEIT

Die meisten kennen es: Zu einem Film im Kino gehört Popcorn, zu einem Fußballabend Bier und zu einem Besuch bei den Großeltern ein Kuchen. Diese Liste ließe sich endlos fortführen. Und wenn wir ehrlich sind, essen wir das Popcorn im Kino nicht, weil wir so hungrig sind, sondern weil wir uns dazu konditioniert haben. Wir haben das Erlebnis „Kino" mit dem Verzehr von Popcorn gekoppelt. Es gibt unheimlich viele dieser Konditionierungen, sowohl zu besonderen Anlässen als auch im Alltag. Erst wenn man sie erkannt hat, kann man sie abwenden.

EMOTIONEN

Viele Menschen essen auch aufgrund verschiedener Emotionen. Ich habe ja bereits erwähnt, dass Viele von uns essen als Fluchtverhalten nutzen. Je nachdem aus welcher Emotion heraus gegessen wird, muss man eine andere Strategie anwenden, um mit der Emotion angemessen umzugehen. Wut muss schließlich anders bedient werden als Trauer.

DIE LÖSUNG

Nun möchte ich dir einige Lösungsansätze für die verschiedenen Auslöser mit auf den Weg geben.

Äußere Reize

Du solltest versuchen, weniger äußeren Reize ausgesetzt zu sein. Da du sie aber nicht vollständig umgehen kannst, solltest du auch deine Willenskraft trainieren. Darauf gehen wir in den folgenden Kapiteln noch genauer ein.

Einige Möglichkeiten äußere Reize zu minimieren sind:

- Schalte zumindest während der Werbung den Fernseher aus; am besten guckst du gar kein Fernsehen mehr.
- Bitte deine Freunde und Kollegen, in deiner Gegenwart kein Fast Food und Süßigkeiten zu essen.
- Kaufe keine ungesunden Lebensmittel ein, um sie nicht auch noch zuhause ständig vor der Nase zu haben.

Gewohnheit

Es ist wichtig, dass erst gar keine Lücke in deinen neuen Verhaltensweisen entsteht. Wenn du also bereits weißt, dass du in manchen Situationen, z.B. beim Fernsehen, immer etwas gegessen hast, dann solltest du diese Essgewohnheit nicht einfach weglassen, sondern nach einer Alternative suchen. Würdest du die Chips einfach weglassen, würde eine Lücke entstehen und da du nicht weißt, wie du sie füllen sollst, greifst du wieder zu Chips. Damit dies nicht passiert, könntest du etwas Anderes auf den Tisch stellen, wie z.B. einen Obstteller. Sicherlich befriedigt dieser dein Verlangen nicht so sehr wie eine Tüte Chips, aber immerhin das gewohnte Verhalten beim Fernsehen etwas in den Mund zu stecken und zu kauen bleibt erhalten.

Emotionen

Um herauszufinden aufgrund von welcher Emotion du dich ins Essen flüchtest, beobachte einfach welche Emotionen du beim Essen bzw. kurz davor hast. Fühlst du dich gestresst? Oder bist du wütend? Fühlst du dich einsam oder glücklich? Das Fluchtverhalten läuft meist unbewusst ab. Daher ist es unabdingbar, sich den Grund für dieses Verhalten erst einmal bewusst zu machen. Nun möchte ich dir einige Beispiele geben, was du zu deinem neuen Schutzverhalten machen kannst, solltest du bemerkt haben, dass du aufgrund von bestimmten Emotionen isst.

Emotion/ Gefühl	**Schutzverhalten**
Einsamkeit & Trauer	Rufe eine Freundin an.
Langeweile	Gehe einem Hobby nach.
Stress	Gönne dir einen Spaziergang an der frischen Luft.
Wut	Gehe zum Sport.
Bedürfnis nach Belohnung	Gönne dir eine Massage oder einen Tag im Spa.

Wichtig ist, dass es immer das gleiche Schutzverhalten ist. Wenn du erst alle deine Freundinnen anrufen musst bis du eine findest, die Zeit für dich hat, wird es sehr schwer, diese Alternative als effektives Schutzverhalten zu etablieren. Sprich also am besten vorher mit deiner Freundin und sage ihr, dass du sie anrufen wirst sobald du merkst, dass du wegen Einsamkeit oder Trauer essen möchtest.

Das gleiche gilt für das Hobby. Musst du erst überlegen was du machen sollst, ist die Wahrscheinlichkeit groß, dass du am Ende wieder beim Essen landest. Überlege dir also schon vorher, welchem Hobby du in dieser Situation nachgehen möchtest. Bei einem Spaziergang hilft es sehr, ein klares Ziel zu haben, denn sonst wirkt er oft sinnlos. Dabei ist der Sinn ja eigentlich, einfach mal durchzuatmen und zu entspannen. Dies fällt uns aber sehr schwer, wenn wir gerade angespannt sind. Daher kann es schon reichen, ein kleines Ziel für den Spaziergang festzulegen, wie einen Kaffee an der Ecke trinken zu gehen oder sich im Park in die Sonne zu setzen.

HOLE DIR HILFE

Wie in jedem Lebensbereich, solltest du dir auch hier Hilfe holen, wenn du das Gefühl hast, es allein nicht zu schaffen. Sich Hilfe zu holen ist nichts Schlechtes und auch kein Zeichen von Schwäche. Wir gehen ja auch zum Arzt, um unsere Gesundheit zu optimieren; warum also nicht auch zu einem Ernährungsberater oder Personal Trainer. Im Endeffekt hast du diesen Punkt ja bereits umgesetzt. Schließlich hältst du mein Buch in den Händen.

Neben Experten kannst du dir aber auch Hilfe bei Freunden oder deiner Familie holen. Ich habe ja bereits erklärt, wie wichtig das richtige Umfeld ist. Freunde, die dich unterstützen und mit denen du offen reden kannst, können einen großen Unterschied machen. Man kann auch einen bestimmten Freund als Notfall-Kontakt und Schutzverhalten nutzen. Mit diesem kann man dann immer reden, wenn das Verlangen besonders groß ist oder man kurz davor ist aufzugeben.

RÜCKFÄLLE

Ich wünsche dir, dass du deine Diät durchhältst, und zwar ohne große Fressattacken oder sie immer wieder abzubrechen. Aus Erfahrung schaffen es jedoch nur die Wenigsten ganz ohne Schummel-Mahlzeiten. Und das ist auch okay. Wichtig ist nur, wie wir mit solchen Rückschritten umgehen. Hierbei sind mir zwei Punkte besonders wichtig:

Schmeiß nicht direkt alles hin

Viele Menschen haben eine „Ganz oder gar nicht"-Mentalität. Diese entsteht meist dann, wenn man sich ganz klare, unüberschreitbare Regeln setzt; also z.B.: „Ich esse nie wieder Süßigkeiten." Wenn ich nun einmal ein einziges Stück Schokolade esse, denke ich direkt: „Jetzt habe ich meine Regel eh schon gebrochen, jetzt ist es auch egal." Das stimmt aber natürlich nicht. Wie du in der ersten Hälfte des Buches bereits gelesen hast, ist die Kalorienbilanz die wichtigste Stellschraube, um abzunehmen. Und ob du ein Stück Schokolade (20 kcal) oder eine ganze Tafel Schokolade (500 kcal) isst, macht natürlich einen beträchtlichen Unterschied. Wir denken jedoch nur: „Regel überschritten ist Regel überschritten, egal wie weit wir sie überschreiten." Hieraus leiten sich zwei Grundsätze ab, die du beachten solltest: Du musst nicht alle Regeln zu 100 % befolgen; schließlich funktionieren ja auch Methoden wie If It Fits Your Macros. Und wenn du mal schummelst, belasse es bei dem einen Mal und schummele nicht immer weiter oder sogar den kompletten Tag lang.

Lerne aus jedem Rückfall

Fehler zu machen ist ganz normal; immer wieder den gleichen Fehler zu machen ist jedoch nicht sehr schlau. Wenn du also gegen deine Richtlinien verstößt, ärgere dich nicht zu sehr, sondern lerne daraus. Hierfür analysierst du einfach, warum du rückfällig geworden bist und stellst anschließend eine Strategie auf, wie du beim nächsten Mal in genau dieser Situation standhaft bleiben wirst. Mit jedem Rückfall reduziert sich damit die Wahrscheinlichkeit für einen weiteren Rückfall.
Wenn du also doch wieder zu Schokolade oder Fast Food gegriffen hast, frage dich selbst, ob äußere Reize, Gewohnheiten oder Emotionen der Grund dafür gewesen sein können.

WILLENSKRAFT

Du brauchst immer dann Willenskraft, wenn es darum geht unerwünschte Verhaltensweisen, Gewohnheiten oder Emotionen zu überwinden. In einer Diät ist die Willenskraft also ein elementarer Schlüsselfaktor. Unsere Emotionen steuern hierbei unser Handeln. Welche Emotionen wir spüren ist jedoch oft von unseren Gedanken abhängig. So kann ein bestimmtes Verhalten, je nach unseren hinzugedichteten Gedanken, für Freude oder Wut sorgen. Um dies zu veranschaulichen, möchte ich dir ein Beispiel geben:

Ablauf	**Variante 1**	**Variante 2**
Die Situation	Du bekommst deine Lieblingsschokolade geschenkt.	Du bekommst deine Lieblingsschokolade geschenkt.
Deine Gedanken	„Wie lieb von der Person, dass sie sich daran erinnert, was meine Lieblingsschokolade ist.“	„Warum schenkt sie mir Schokolade, wo sie doch genau weiß, dass ich auf Diät bin und keine Schokolade essen darf?!“
Deine Gefühle	Freude, Wertschätzung	Wut, nicht ernst genommen zu werden
Deine Handlung	Du bedankst dich.	Du schimpfst.

Die Reihenfolge, in der unser Umgang mit einer Situation bestimmt wird, ist also:

- Denken
- Fühlen
- Handeln

Um deine Handlungen zu beeinflussen, musst du also deine Art zu denken beeinflussen. So wirst du willensstärker, ohne immer gegen deine Handlungen ankämpfen zu müssen. Hierfür habe ich 3 Schritte entwickelt:

- Übernimm Verantwortung.
- Richte dich neu aus.
- Setze es um.

Übernimm Verantwortung

Du solltest für alles was in deinem Leben geschieht Verantwortung übernehmen. Denn wer die Verantwortung abgibt, gibt auch die Macht ab etwas zu verändern. Natürlich kannst du nicht alles in deinem Leben beeinflussen. Es liegt nicht in deiner Macht, ob es heute regnet oder nicht. Es liegt aber sehr wohl in deiner Macht, wie du damit umgehst und was du dabei fühlst. Auch hier möchte ich wieder ein Beispiel geben.

Ablauf	Variante 1	Variante 2
Die Situation	Du möchtest eine Radtour machen, aber es regnet.	Du möchtest eine Radtour machen, aber es regnet.

Deine Gedanken	„So ein Mist, die Radtour fällt aus."	„Auch gut, dann habe ich endlich mal wieder Zeit, um meinen Roman weiter zu lesen."
Deine Gefühle	Wut, Enttäuschung	Freude
Deine Handlung	Du bist schlecht gelaunt und den ganzen Tag über unproduktiv.	Du bist gut gelaunt und gehst deinen Hobbys nach.

Auch wenn du den Umstand an sich nicht verändern kannst, kannst du immer deine Sicht darauf verändern. Dies wird maßgeblich beeinflussen, wie du dich fühlst und wie du handelst. Genau wie einen Muskel, kannst du auch deine Gedanken trainieren. Wir erzählen uns selbst zu jeder Situation eine Geschichte in unserem Kopf; du musst nur lernen, dir die richtigen Geschichten zu erzählen. Damit du dir diese neuen Gedanken aber auch selbst glaubst und der ganze Prozess wirklich funktioniert, ist es wichtig, ein starkes Selbstbewusstsein zu haben. In manchen Situationen schaffen wir es auch nicht, neue Gedanken zu kreieren, da wir tief verankerte Glaubenssätze in uns tragen. Diese halten uns davon ab, die neuen Gedanken zu akzeptieren. In den nächsten Kapiteln werde ich sowohl auf das Selbstbewusstsein als auch auf die Glaubenssätze noch genauer eingehen.

Wenn du deine Diät durchhalten willst, musst du also Verantwortung für dein Handeln übernehmen und deine Gedanken so verändern, dass deine Gefühle positiv und deine Handlungen konstruktiv sind. Achte hierbei auch auf das Warum. Oft reden wir uns selbst ein: „Ich muss jetzt einfach etwas Süßes essen, weil..." Nimm das „weil" genau unter die Lupe und frage dich, ob die Geschichte, die du dir hier erzählst wirklich der Wahrheit entspricht und konstruktiv ist. Wenn nicht, ändere die Geschichte.

Richte dich neu aus

Wir haben nun also schon entdeckt, dass wir uns zu allem selbst eine Geschichte erzählen und dass wir diese verändern können. Nun geht es darum, wie genau du diese Geschichten umschreiben kannst. Meist hast du bereits zwei konträre Gedanken im Kopf. Zum Beispiel: „Ich habe Lust auf Schokolade." und gleichzeitig „Eigentlich sollte ich keine Süßigkeiten essen." Wir müssen also das Verlangen reduzieren und das Bewusstsein darüber, was dem Erreichen deiner Ziele förderlich ist stärken. Das funktioniert, indem du dir bewusst machst, welche negativen Effekte Süßigkeiten, Fast Food und Co. mit sich bringen und welche Vorteile hingegen eine gesunde Ernährung hat. Genau diese Punkte solltest du ja zu Beginn aufschreiben. Und eben diese kannst du nun nutzen, um neue Geschichten zu kreieren, die für dich besonders stark und überzeugend sind. Auch hier möchte ich erneut ein Beispiel anführen:

Ablauf	Variante 1	Variante 2
Die Situation	Du hast Lust auf Schokolade.	Du hast Lust auf Schokolade.
Deine Gedanken	„Verzicht ist so schwer. Diät halten macht keinen Spaß."	„Verzicht ist echt schwer, aber mit jeder Tafel Schokolade, die ich nicht esse, komme ich meinem Traum einen Schritt näher."
Deine Gefühle	Unmotiviertheit, Schwäche, Leid	Motiviertheit, Stärke, Vorfreude
Deine Handlung	Du isst die Tafel Schokolade.	Du machst dir einen frischen Salat.

Nun möchte ich dir noch weitere Ansätze mitgeben, wie du Geschichten überschreiben kannst.

Du kannst das Ganze z.B. auf die Wissenschaft herunterbrechen. Wenn du also Heißhunger hast, kannst du dir bewusst machen, dass dies nur Hormone und chemische Prozesse in deinem Körper sind, die dich gerade beeinflussen und dass die Lust auf ungesundes Essen vorbei geht, sobald die Hormone wieder abgeklungen sind.

Was auch hilft ist an deinen Perfektionismus und Ehrgeiz zu appellieren. Wenn du also eine bestimmte Dauer für deine Diät festgelegt hast, mache dir bewusst, dass du es dir selbst schuldig bist, dich an dein Wort zu halten. Noch effektiver ist es oft, wenn du es einem anderen Menschen versprochen hast; z.B. deinem Partner oder einem guten Freund.

Zusammenfassung der Maßnahmen zur Kreation neuer Geschichten:

- Halte dir dein persönliches Ziel vor Augen.
- Denke an die negativen Effekte.
- Sieh es wissenschaftlich.
- Appelliere an deinen Perfektionismus.

Setze es um

Als letzten Schritt musst du das Ganze natürlich noch in die Tat umsetzen, denn sonst bringt auch die beste Planung nichts. Du hast nun verstanden, dass du dir selbst Geschichten erzählst, warum du aus deiner Diät ausbrechen musst und du hast diese alten Geschichten durch neue, motivierende Geschichten ersetzt. Du sitzt also vor der Tafel Schokolade und hast es geschafft, sie nicht zu öffnen. Und jetzt? Nun sitzt du da, starrst die Schokolade an und weißt nicht weiter. Darum ist es enorm wichtig, direkt ein alternatives Verhalten zu etablieren. Du könntest dein zuvor erarbeitetes

Schutzverhalten nutzen oder sogar ein völlig neues Verhalten entwickeln, was dich auf lange Sicht noch näher an dein Ziel bringt.

Gehe den kompletten Prozess jetzt noch einmal im Kopf durch:

- Überlege, in welcher Situation Verlangen entstehen könnte.
- Überlege, welche Geschichte du dir in dieser Situation erzählst, weshalb du diesem Verlangen jetzt nachgeben musst.
- Überlege, mit welcher neuen Geschichte du die alte überschreiben kannst.
- Wie würdest du dich dann fühlen?
- In welche Handlung würdest du deshalb übergehen?

SELBSTBEWUSSTSEIN

Wir benutzen den Begriff Selbstbewusstsein meist dafür, von sich selbst und seinen Fähigkeiten sehr überzeugt zu sein. Aber eigentlich bedeutet Selbstbewusstsein, wenn man das Wort einmal auseinandernimmt, nur sich seiner selbst bewusst zu sein. Es ist also genau dieser Prozess, herauszufinden wie man selbst handelt und warum, der dich eigentlich selbstbewusst werden lässt. Bewusstsein bedeutet ja schlicht und ergreifend etwas zu bemerken oder zu beobachten. Beim Selbstbewusstsein ist die entscheidende Frage, was unser Verstand alles bemerken kann. Dies sind zum einen Sinnesreize von der Außenwelt, also alles was wir sehen, schmecken, fühlen, hören und riechen. Aber auch die Geschichten, die von unserem Unterbewusstsein erzeugt werden. Und je weniger davon unbewusst abläuft, desto besser können wir kontrollieren, wie wir darauf reagieren.

Du kannst versuchen, die Reize von außen einzudämmen.

Komplett abschalten kann man sie jedoch nicht. Bei deiner Innenwelt wird es noch schwerer. Ich möchte, dass du nun an dein Lieblingsessen denkst: Was würdest du jetzt richtig gerne essen? Vielleicht hast du an einen Burger gedacht oder an Schokolade. Die Frage ist nun: Wie viel Kontrolle hattest du darüber, was vor deinem inneren Auge aufgetaucht ist? Eigentlich gar keine. Da du nicht immer ändern kannst, was in deinem Verstand auftaucht, musst du auch hier ändern, wie du damit umgehst. Und dabei ist Bewusstsein sehr wichtig. Ansonsten agierst du wie auf Autopilot und folgst nur den äußeren Reizen.

Es gibt also die äußere Welt, die Reize aussendet und unsere innere Welt, die die Bilder in unserem Kopf dazu erzeugt. Diese beiden Welten haben in der Mitte eine Schnittstelle. Genau das ist der Ort, an dem wir unsere persönliche Geschichte, je nach unseren Erfahrungen und Erlebnissen, dazu dichten. Und genau dort müssen wir eingreifen.

Hier helfen gute Vorsätze oder aktives Selbstbewusstseinstraining, wie z.B. Meditation. Wenn du weißt, dass dich der Heißhunger immer zu bestimmten Zeiten überkommt, nimm dir vor, genau in diesen Momenten bewusst zu sein. Wenn du z.B. nach einem stressigen Arbeitstag immer zuerst an dein Süßigkeitenfach gehst, solltest du in einem bewussten Zustand sein, bevor du die Süßigkeiten in die Hand nimmst. Kopple deinen Vorsatz bewusst zu sein also an eine Handlung oder ein Geräusch, z.B. an das Aufschließen deiner Wohnungstür. Nachdem du dir bei dieser Handlung ein paar Mal aktiv gesagt hast, dass du nun bewusst in die Wohnung trittst und nicht auf Autopilot läufst, verankert sich das Ganze. Wenn dir dies zu Beginn noch schwerfällt, kannst du dir die ersten Male auch einen Zettel neben deine Schlüsselschale legen, auf dem „bewusst sein" steht.

Außerdem gibt es innere Anker, die du setzen kannst. Diese sind zwar noch effektiver, aber auch noch schwerer zu nutzen. Du könntest beispielsweise ein bestimmtes Verhalten an das Gefühl der Einsamkeit koppeln. Immer wenn du dich dann einsam fühlst, wirst du dir dessen sehr bewusst und realisierst die Geschichten, die du dir erzählst. Überlege also, in welchen Situationen du am häufigsten rückfällig wirst und wo du dir dabei einen

Anker setzen kannst. So kannst du in diesen Situationen bewusst sein und bemerken, wenn du dir selbst negative Geschichten erzählst.

Anker setzen
Überlege dir, an welches Verhalten, Geräusch, Gefühl du einen Anker setzen möchtest. Spiele diese Situation in Gedanken durch, bevor sie eintritt.

Sei beim nächsten Mal bewusst in dieser Situation und denke aktiv an dein Vorhaben. Von da an reicht der Auslöser (z.B. das Geräusch), um dich zu triggern und dich bewusst und aufmerksam werden zu lassen.

MEDITATION

Man kann sein Bewusstsein auch aktiv trainieren. Ideal dafür ist Meditation. Die simpelste Form der Meditation geht wie folgt:

- Setze dich an einen ruhigen Ort.
- Nutze ruhige Musik oder komplette Stille.
- Schließe die Augen.
- Denke an nichts.

Das mag zunächst sehr einfach klingen, aber an nichts zu denken fällt den meisten Menschen heutzutage sehr schwer. Wir sind es gewohnt, permanent äußere Reize zu konsumieren und in unserem Kopf im ständigen Dialog mit uns selbst zu stehen. Zu Beginn kannst du mit drei Minuten Meditation anfangen. Du versuchst einfach nur dazusitzen und an nichts zu denken. Du kannst dabei auch auf deine Atmung achten, also spüren wie du Luft in deine Lungen saugst und wieder herausbläst. Wahrscheinlich kommen dennoch zwischendurch Gedanken in dir auf. Wehre dich nicht gegen sie, sondern nimm sie an, aber sage dir dabei: „Ich kann diesen Gedanken auch noch später denken." Schiebe ihn vor deinem inneren Auge zur Seite und denke wieder an nichts. Drei Minuten werden dir sehr lang vorkommen. Ich persönlich hatte immer wieder den Drang auf die Uhr zu gucken, da ich dachte, dass drei Minuten doch längst vorbei sein müssten. Mir hat es darum geholfen, einen Timer zu stellen. So wusste ich, dass ich mir keine Gedanken um die Zeit machen musste, da der Timer mir Bescheid gibt, wenn die Zeit abgelaufen ist.

So solltest du jeden Tag meditieren; am besten kurz vor dem Schlafen. Das hilft, den Stress von der Arbeit abzulegen und das Erlebte zu verarbeiten. Anschließend wirst du auch besser einschlafen können. Nun kannst du jeden Tag eine Minute länger meditieren, bis du bei 10-15 Minuten angekommen bist.

Meditation hilft jedoch nicht nur bewusster zu werden, sondern fördert auch die Kreativität, die Effektivität und baut Stress ab *(Hoge et al., 2013; Sharma, 2015)*.

GLAUBENSSÄTZE

Glaubenssätze sind tief verankerte Überzeugungen, die wir über die Welt oder uns selbst haben. Diese halten wir für die endgültige Realität, auch wenn sie das nicht immer sind, und sie beeinflussen unser Handeln sehr stark. Ganz nach dem Zitat von Henry Ford: „Ob du denkst, du kannst es oder ob du denkst, du kannst es nicht, du wirst auf jeden Fall recht behalten."

Unsere Glaubenssätze sitzen tief verwurzelt in unserem Unterbewusstsein. Oft entstehen sie durch schlechte Kindheitserfahrungen oder prägende Aussagen unserer Eltern und Mitmenschen. Glaubenssätze sollen uns eigentlich vor Schmerz bewahren; tatsächlich schränken sie uns aber häufig ein, machen uns unglücklich und erzeugen dadurch sogar noch mehr Schmerzen. Da Glaubenssätze unbewusst übernommen werden, müssen wir zunächst deine negativen Glaubenssätze aufdecken.

Wenn du versuchst, deine Sicht auf eine Situation zu verändern, also die Geschichte, die du dir dazu erzählst umzuschreiben und dabei merkst, dass du dir die neue Geschichte nicht glaubst, liegt hier wahrscheinlich ein Glaubenssatz verborgen. Dieser hält so stark an der alten Geschichte fest, dass du die neue nicht annimmst. Um den Glaubenssatz aufzudecken, musst du eine Ebene tiefer gehen. Frage dich also, warum du dir diese Geschichte, diesen Glaubenssatz, erzählst.

Du denkst z.B. dass du aus deiner Diät ausbrechen musst, weil du sonst nicht mehr am sozialen Leben teilnehmen kannst. Nun bemerkst du, dass dies nur eine Geschichte ist, die du dir selbst erzählst. Aber entspricht sie der endgültigen Realität? Ich kenne viele Wettkampfsportler, die trotz strenger Diät denselben Kontakt zu Freunden und Familie aufrechterhalten. Die Geschichte „Ich kann auf Diät nicht am sozialen Leben teilnehmen." ist also keine endgültige Realität. Sie wird dich aber limitieren, wenn du sie dir zu oft erzählst. Du merkst nun also, dass du dir nur eine Geschichte erzählst, merkst aber auch, dass du nicht von ihr ablassen kannst; auch wenn ich dir andere Menschen als Beispiele genannt habe, bei denen es funktioniert hat. Wahrscheinlich, weil hier einer deiner negativen Glaubenssätze sitzt. Du erzählst dir also die nächste Geschichte, um diesen Glaubenssatz zu schützen. Bleiben wir bei meinem Beispiel: „Wettkampfsportler haben ein ganz anderes Ansehen. Bei denen hat die Familie Verständnis für eine Diät. In meinem Fall ist das etwas ganz Anderes." Was du nun tun musst ist den vorherigen Prozess zu wiederholen. Frage dich also erneut: Warum erzähle ich mir diese Geschichte und stimmt sie überhaupt? Dann bemerkst du vielleicht, dass du mal einen Partner hattest, der es nicht mochte, wenn du auf Diät warst, weil ihr dadurch nicht mehr zusammen essen konntet. Die Folge war, dass ihr weniger Zeit zusammen verbracht habt. Ohne es zu merken, hat sich dadurch ein Glaubenssatz in dir entwickelt: „Wenn ich eine Diät mache, entfernt sich mein Partner von mir." Da du diesen Prozess nun erkannt hast, kannst du die Geschichte in deinem Kopf umschreiben: „Durch meine Diät verbessere ich sogar den Kontakt zu meinem Partner, da ich mehr auf mein Essen achten muss und wir darum wieder öfter zusammen kochen werden." Eventuell kommt nun sogar die nächste Geschichte hoch, die einen anderen Glaubenssatz schützen soll. In diesem Fall wiederholst du den Prozess erneut und gehst so Ebene für Ebene tiefer in dein Unterbewusstsein. So lange, bis du die wahre Ursache gefunden hast. Durch die neuen Geschichten wirst du dich nicht nur anders fühlen, du wirst auch anders handeln und dadurch neue, positive Erfahrungen machen. Diese bestärken deine neuen Geschichten, wodurch du dich noch besser fühlst, dein neues Handeln manifestierst und ein positiver Kreislauf entsteht, der den alten Glaubenssatz mit der Zeit überschreibt. Hier siehst du den Prozess noch einmal in einem Schritt-für-Schritt-Schema:

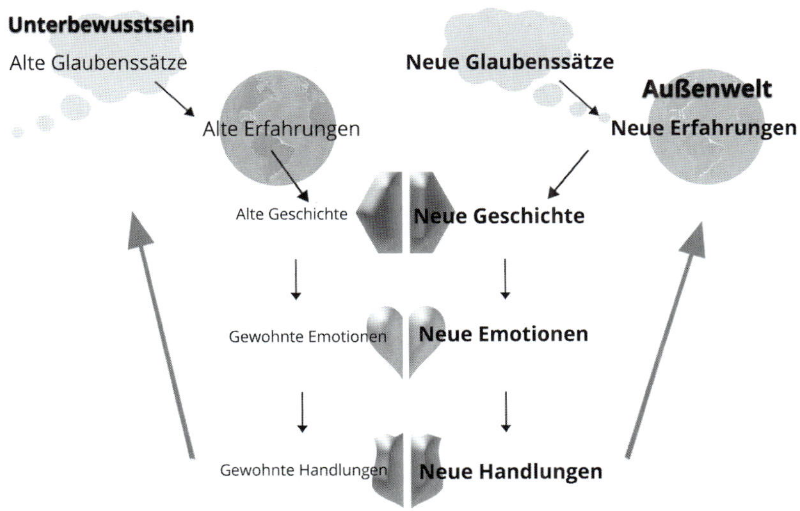

KEINE AUSREDEN MEHR

In diesem Kapitel schauen wir uns die Glaubenssätze an, die wir Menschen am häufigsten in uns tragen. Wir reden uns selbst Geschichten ein, um uns vor dem akuten Schmerz zu schützen. Beobachte beim Lesen der nächsten Seiten also aufmerksam, ob du dich in einer der Ausreden wiedererkennst.

„Ich kann sowieso nicht abnehmen."

Die meisten Menschen, die denken: „Ich kann nicht mit dem Essen aufhören." oder „Ich kann sowieso nicht abnehmen." haben in der Regel schon sehr oft versucht abzunehmen und sind immer wieder gescheitert. Die vermeintlich logische Schlussfolgerung lautet: „Wenn ich es nach so vielen Versuchen immer noch nicht geschafft habe, ist es wohl einfach nicht möglich." Das stimmt natürlich nicht. Viele Menschen brauchten mehr als nur einen Anlauf, um ihre gute Figur endlich dauerhaft zu halten. Auch in anderen Bereichen findet man dieses Phänomen. Das beste Beispiel ist Thomas Edison, der über 1.000 Anläufe gebraucht hat, um die Glühbirne zu erfinden. Hätte er sich nach dem fünften gescheiterten Versuch gedacht: „Wenn ich es bis jetzt nicht geschafft habe, ist es wohl nicht möglich." würden wir jetzt womöglich immer noch im Dunkeln sitzen. Er selbst sagte sogar, er sei nicht ein einziges Mal gescheitert, sondern dass er nun 1.000 Wege kenne, wie man die Glühbirne nicht baut. Und das ist der entscheidende Punkt. Man darf nicht immer wieder den gleichen Versuch unternehmen und ein anderes Ergebnis erwarten. Solange du also noch nicht jede mögliche Methode ausprobiert hast, bist du noch nicht gescheitert. Selbst Profifußballer treffen nur bei etwa vier von zehn Torschüssen. Sieh also jeden gescheiterten Versuch wie eine verschossene Torchance. Mit jedem verschossenen Tor steigt statistisch gesehen die Wahrscheinlichkeit auf einen Treffer. Schieß also weiter auf's Tor. Scheitern wirst du nur dann, wenn du aufhörst es zu versuchen.

„Eigentlich muss ich gar nicht abnehmen."

Wenn du dir selbst sagst, dass abnehmen schon gut wäre, du es aber eigentlich gar nicht wirklich willst, schau dir dein Warum noch einmal ganz genau an. Was würde sich in deinem Leben verändern? Welche Auswirkung hat dein aktuelles Gewicht und welche Auswirkungen hätte es abzunehmen? Wenn du dir den Zettel mit all deinen zuvor notierten Vorteilen herausholst, wird dir schnell klar werden, ob und wofür es sich lohnt.

„Ohne das leckere Essen fehlt mir etwas."

Natürlich brauchen wir Sauerstoff, Wasser und auch Nahrung, um zu überleben. Aber wir brauchen kein Fast Food und auch keine Süßigkeiten. Diese sind reiner Genuss. Verzicht bedeutet jedoch nicht, dass ein großer Teil der Lebensfreude verschwinden muss. Ganz im Gegenteil, man wird offen für neue Lebensmittel und Rezepte. Und das Beste ist, wenn man lange genug auf Geschmacksverstärker, raffinierten Zucker und hochverarbeitete Lebensmittel verzichtet hat, stellen sich auch die Geschmacksnerven um. Frische Lebensmittel schmecken wieder intensiver. Man verzichtet also nicht auf seine Lieblingsspeisen, sondern sucht sich lediglich neue.

„Wenn ich eine Diät mache, verliere ich meine sozialen Kontakte."

Essen dient nicht nur der Nahrungsaufnahme, sondern hat häufig auch eine soziale Komponente. Man trifft sich mit Freunden zum Essen, verbringt seine Mittagspause mit den Kollegen oder zelebriert Geburtstage und Weihnachten mit einem Festmahl. Darum haben viele Menschen Angst, dass sie sozial ausgegrenzt werden, wenn sie an diesen Mahlzeiten nicht mehr teilnehmen können. Die gute Nachricht ist jedoch: Auch auf Diät kann man bei all diesen Feiertagen und Mahlzeiten dabei sein. Hierzu gibt es zwei Möglichkeiten: Entweder man isst etwas Anderes als die anderen. Man kann sich also sein eigenes Essen vorbereiten und mitbringen oder im Restaurant nur einen Salat bestellen. Die zweite Option ist genau das mit zu essen, was alle essen; selbst wenn es die fette Sahnetorte zum Geburtstag ist. Die wirklich großen Fressorgien, wie Geburtstage oder Weihnachten, kennt man ja schon lange im Voraus. Wenn man hier nicht verzichten möchte, arbeitet man also bei dieser Option einfach präventiv. Man spart in den Wochen zuvor gezielt Kalorien ein, um an der geplanten Festivität ohne schlechtes Gewissen essen zu können. So könnte man z.B. im Dezember jeden Mittwoch nur einen Salat statt dem Mittagessen aus der Kantine essen. Die eingesparten Kalorien füllt man dann an den Weihnachtstagen wieder auf. Oder man geht im Dezember jeden Sonntag eine Stunde laufen. Wie du siehst, gibt es viele Möglichkeiten. Entscheidend ist dabei nur, bereits im Vorfeld die Kalorien eingespart zu haben.

„Wenn ich auf Essen verzichte, kann ich nicht glücklich sein."

Dies ist ein besonders wichtiger Glaubenssatz, denn wie soll ich eine Diät durchhalten, wenn sie mich unglücklich macht. Hier ist es wichtig zu verstehen, dass wir nichts Materielles brauchen, um glücklich zu sein. Wir wollen nicht die Sache an sich, sondern das Gefühl was dahintersteht. Würdest du dich immer schlecht fühlen, wenn du etwas Süßes isst, würdest du nichts Süßes mehr essen wollen. Es geht uns also eigentlich nicht darum Süßigkeiten zu essen, sondern um das gute Gefühl, das wir uns dadurch erhoffen. Das ist in allen Bereichen unseres Lebens so. Es geht uns nicht darum, viel Geld zu haben, sondern um das Gefühl was wir damit verbinden, wie es wäre viel Geld zu haben. Also keine Sorgen mehr zu haben, neidische Blicke zu bekommen, völlig frei zu sein, nicht mehr für den ungeliebten Chef arbeiten zu müssen, usw. Heutzutage knüpfen wir unsere Gefühle jedoch oft an äußere Umstände, insbesondere an materielle Dinge. Genau das Gleiche machen wir mit Essen. Genuss oder ein schönes Ambiente beim Essen kann man jedoch auch ohne ungesunde Lebensmittel oder viele

Kalorien haben. Schreibe darum jetzt auf, welche Gefühle du dir durch Essen erhoffst und wie du diese Gefühle auch ohne ungesunde Lebensmittel herbeiführen kannst.

DER LETZTE SCHRITT

Wir haben bereits die häufigsten Glaubenssätze besprochen. Es gibt jedoch noch einen Glaubenssatz, den ich noch erwähnen muss und dieser lautet: „Ich bin nicht gut genug." Diesen Glaubenssatz haben die meisten Menschen irgendwo sehr tief in sich vergraben. Wenn wir uns einmal fragen: „Nicht gut genug für was überhaupt?", dann landen wir oft bei dem Glaubenssatz „Ich bin nicht gut genug für Liebe." Wir denken also, so wie wir aktuell sind haben wir es nicht verdient, geliebt zu werden. Oft bezieht sich das auch auf bestimmte Personen. „Wenn ich noch 5 Kilo abnehme, ist mein Vater stolz auf mich." oder „Wenn ich die Beförderung kriege, wird mein Partner mich endlich ernst nehmen.", usw. Dadurch trauen sich viele Menschen nicht mehr, überhaupt noch zu lieben. Denn wer liebt ohne Liebe zurück zu bekommen, erfährt Schmerz. Statt sich also auf tiefgründige Gefühle einzulassen, konzentrieren sich viele auf schnelles Vergnügen, wie z.B. Essen.

BEDINGUNGSLOS LIEBEN

Um wieder lieben zu können, sich selbst anzunehmen und auch von anderen Menschen Liebe zu spüren, muss man lernen bedingungslos zu lieben. Und die gute Nachricht ist: Bedingungslos zu lieben kann man sich aussuchen! Es ist deine Entscheidung, das Gefühl der Liebe nicht mehr von bestimmten Umständen abhängig zu machen.

Bedingungslos lieben heißt sich selbst komplett hinzugeben.
Den anderen komplett so anzunehmen, wie er ist.

Heutzutage haben wir sehr viele, und nicht selten auch sehr hohe, Erwartungen an andere Menschen sowie an uns selbst. Dies bedeutet jedoch häufig, dass wir uns selbst oder andere Menschen nicht so annehmen wie sie sind. Wenn wir uns selbst nicht bedingungslos lieben und sehr viele Erwartungen an uns selbst haben, liegt dies meist daran, dass wir jemandem dadurch besser gefallen wollen. Eventuell sind es kleine Nebensätze, wie „Du schaffst das nicht.", die uns das Gefühl geben, nicht gut genug zu sein und erst dann Anerkennung zu bekommen, wenn wir bestimmte Ziele erreicht haben. Vielleicht ist es auch ein versteckter Schrei nach Aufmerksamkeit oder Unterstützung.

Wer bedingungslos liebt, muss diese Erwartungen jedoch ablegen. Das bedeutet nicht, dass bedingungslos zu lieben immer leicht ist. Es kann sogar bedeuten, dass sich andere Menschen von einem abwenden oder man jemanden liebt, der einen nicht zurück liebt. Und das ist schmerzhaft. Dennoch ist es den Schmerz wert.

Ich habe oft davon gesprochen, alte Glaubenssätze mit neuen Geschichten zu überschreiben. Nun möchte ich dir noch eine ganz einfache Geschichte mitgeben. Diese lautet:

„Ich bin hier."

Sie ist ein Appell daran, dich nicht von deinem Unterbewusstsein steuern zu lassen. Wenn du dich selbst annimmst und dir beistehst, kannst du jedem Verlangen widerstehen!

ZUSAMMENFASSUNG DER SCHRITT-FÜR-SCHRITT-ANLEITUNG

Ich möchte dir nun noch einmal eine Übersicht darüber geben, wie du mit deiner Ernährungsumstellung anfangen solltest:

- Beantworte die Fragen, um dein Warum herauszufinden.
- Analysiere dein Umfeld: Wer unterstützt dich und wer hält dich unten?
- Definiere ein klares Ziel.
- Führe eine Strichliste.
- Suche dir kleine Tätigkeiten, die dich darin schulen, Zeit, Energie und Schmerz zu investieren, um langfristige Erfüllung zu finden.
- Lege Verhaltensweisen ab, die auf sofortige Belohnung abzielen.
- Suche dir ein Schutzverhalten.
- Bereite dein Essen vor.
- Analysiere warum du isst.
- Lerne aus Rückfällen.
- Werde dir deiner Glaubenssätze bewusst.
- Liebe dich selbst bedingungslos.

Du hast nun alle wichtigen Punkte über die Ernährungsphysiologie und -psychologie gelesen. Nun musst du sie nur noch in deinem Alltag umsetzen. Nutze also den zuvor erläuterten Plan, wie du starten sollst. Wenn es dir dennoch schwerfällt deine Ernährung umzustellen, empfehle ich dir, zuerst neue, gesunde Lebensmittel in deine Ernährung zu integrieren, bevor du anfängst bestimmte Lebensmittel komplett zu streichen. Es fällt immer leichter etwas Neues zusätzlich zu essen, als auf etwas Altes zu verzichten. Hierbei können schon kleine Änderungen in deinem Alltag eine große Auswirkung haben. Eventuell hilft es dir auch einen klaren Ernährungsplan zu verfolgen. Denke daran: Am Ende musst du die Methode finden, welche du im Alltag am leichtesten umsetzen kannst.

ERNÄHRUNGSPLÄNE

Vielen Menschen fällt es sehr schwer, ihr erlerntes Wissen in die Praxis umzusetzen. Manchmal ist es leichter, einfach den Kopf auszuschalten und einem klaren Fahrplan zu folgen. Selbst Spitzensportler holen sich für die Gewichtsreduktion zum Wettkampf hin einen Trainer, der ihnen ganz klar aufschreibt, wann sie was essen sollen.

Wenn du das Gefühl hast, zwar zu wissen was du tun musst, um erfolgreich abzunehmen, die PS aber einfach nicht auf die Straße kriegst, kann es dir helfen einen Plan zu erstellen. Ein Ernährungsplan hat Vorteile und Nachteile. Er sorgt dafür, dass du dich ideal für dein Ziel ernährst und nicht mehr darüber nachdenken musst was du essen sollst oder ob du alles richtig machst. Auf der anderen Seite schränkt er dich im Alltag ein, da ein spontanes Essengehen mit den Freunden nun nicht mehr möglich ist. Auch intuitives Essen ist so nicht mehr möglich. Mein Tipp ist also immer dann einen Ernährungsplan zu nutzen, wenn du ein klares Ziel hast, welches du in wenigen Monaten erreichen kannst. Immer wenn dein Ziel langfristig ausgerichtet ist und nicht auf einen bestimmten Tag X hinaus läuft, solltest du aber eher Methoden mit mehr Spielraum nutzen, z.B. If It Fits Your Macros. Am besten ist es, wenn du es mit der Zeit sogar schaffst, ganz intuitiv zu essen und dennoch deine Figur zu halten. Solltest du jedoch für einige Wochen oder Monate einen Ernährungsplan nutzen wollen, kannst du dich an den folgenden Tipps und Beispielplänen orientieren.

TIPPS ZUR ERNÄHRUNGSPLANERSTELLUNG

Ich habe dir im Kapitel „Richtig Diäten" bereits erklärt, wie du deine Diät planst und auf welche individuellen Punkte du achten musst. Ich möchte dir darum hier nur nochmal eine kurze Übersicht mitgeben, worauf du bei deiner Ernährungsplanerstellung unbedingt achten musst. Die wichtigsten Stellschrauben bei einem individuellen Ernährungsplan sind:

- dein Kalorienverbrauch
- deine Makronährstoffzufuhr
- deine Mikronährstoffzufuhr
- deine Lebensmittelauswahl
- das Mahlzeiten-Timing
- deine Trinkmenge

DEIN KALORIENVERBRAUCH

Bestimme deinen Kalorienbedarf. Dieser ergibt sich aus deinem Grundumsatz und deinem Leistungsumsatz. Wie du diese berechnest, findest du im Kapitel „Die Kalorienbilanz".

DEINE MAKRONÄHRSTOFFZUFUHR

Fülle deine berechneten Kalorien mit Makronährstoffen. Je nach Ausgangssituation und Ziel kann die Zusammensetzung variieren. Als Richtwerte zum Abnehmen empfehle ich dir:

- Iss mindestens 2 g Eiweiß pro Kilogramm Körpergewicht am Tag.
- Iss mindestens 0,8 g Fett pro Kilogramm Körpergewicht am Tag.
- Decke deine verbleibenden Kalorien durch Kohlenhydrate und/oder weitere Fette.

DEINE MIKRONÄHRSTOFFZUFUHR

Dein Körper benötigt nicht nur die Energie der Makronährstoffe. Dein Ernährungsplan muss auch Vitamine und Mineralstoffe berücksichtigen. Sie sind nicht nur für deine Gesundheit wichtig, sondern auch für deine Fettreduktion. Erstelle deinen Ernährungsplan darum am besten in einer Software wie „Cronometer". Diese ist kostenlos und zeigt dir an, ob du genügend Mikronährstoffe in deinem Ernährungsplan hast oder ob ein Vitamin nicht ausreichend abgedeckt ist.

DEINE LEBENSMITTELAUSWAHL

Du hast nun deinen Kalorienbedarf ermittelt und weißt aus welchen Makronährstoffen deine zugeführten Kalorien bestehen sollten. Die Frage ist also: Mit welchen Lebensmitteln erreichst du diese Werte?

Theoretisch kannst du sogar mit Eis und Chips abnehmen. Klingt fast zu schön, um wahr zu sein oder? Es stimmt aber! Solange du weniger Kalorien verzehrst als dein Körper verbraucht, nimmst du ab. Egal ob du Süßigkeiten isst oder nur Gemüse.

Heißt das, du kannst essen was du willst?

Leider nein. Du solltest stets die 80/20-Regel beachten. Also zu 80 % gesunde, naturbelassene Lebensmittel und nur zu 20 % ungesunde Leckereien zu essen. Denn wenn du nur Süßigkeiten isst, wirst du es kaum schaffen satt zu bleiben. Du könntest einen Schokoriegel essen oder 1 kg Brokkoli. Sicher schmeckt der Schokoriegel besser, aber was hält dich wohl länger satt?

Mit ständigen Heißhungerattacken sinken nicht nur deine Konzentration und Leistungsfähigkeit, du bekommst auch schlechte Laune und brichst die Diät wahrscheinlich bald ab.

Hinzu kommt, dass du durch ungesunde Lebensmittel keine Vitamine und Mineralstoffe aufnimmst. Dadurch kommt es dann schnell zu einer Mangelerscheinung. Das schwächt dein Immunsystem, macht dich schlapp und müde.

Außerdem wirst du mit Süßigkeiten nicht genug Eiweiß aufnehmen und wie wichtig Eiweiß für den Muskelschutz ist weißt du ja bereits.

Es ist also vollkommen okay, wenn du dir gezielt mal etwas gönnst. Gerade nach dem Training kannst du gern Lebensmittel mit etwas Zucker einbauen, da die Kohlenhydrate hier insulinunabhängig aufgenommen werden. Die Kalorien musst du natürlich trotzdem in deine normale Bilanz mit einrechnen. Die anderen Mahlzeiten sollten aber möglichst gesund gehalten werden.

DAS MAHLZEITEN-TIMING

Ein Ernährungsplan enthält üblicherweise drei bis fünf Mahlzeiten pro Tag. Das Timing der Mahlzeiten ist aber bei Weitem nicht so wichtig wie oft behauptet wird. Viel wichtiger ist was und wie viel du isst. Wann du isst macht keinen Unterschied. Nutze also eine Aufteilung, die perfekt in deinen Alltag und zu deinen Vorlieben passt.

Wenn du morgens viel Hunger hast, frühstücke reichlich. Hast du morgen keinen Hunger, lasse das Frühstück ruhig ausfallen; so kannst du abends mehr essen.

Wenn du das Mahlzeiten-Timing optimieren möchtest, kannst du direkt nach deinem Training einen Post-Workout-Shake trinken. Aber auch dieser ist bei weitem nicht so wichtig wie deine Gesamtkalorienbilanz. Je extremer deine Situation wird, desto mehr Sinn kann diese Mahlzeit jedoch machen. Wenn du also nur noch sehr wenig Kalorien isst oder fast täglich Sport machst, lohnt sich der Shake nach dem Training. Hast du nur ein kleines Kaloriendefizit und trainierst nur 2-4-mal pro Woche, musst du keinen

Shake nach dem Training trinken. Natürlich würde es nicht schaden, wenn du trotzdem einen trinkst. Du musst ihn nur mit in deine Gesamtkalorienzufuhr einrechnen.

DEINE TRINKMENGE

Auch für deinen Flüssigkeitsbedarf pro Tag gibt es eine simple Formel:

Flüssigkeitsbedarf = Körpergewicht in kg x 30-40 ml

Die folgende Tabelle zeigt den Flüssigkeitsbedarf für das jeweilige Körpergewicht an.

Körpergewicht in kg	Flüssigkeitsbedarf in Liter
55	1,6-2,2
60	1,8-2,4
65	1,9-2,6
70	2,1-2,8
75	2,2-3,0
80	2,4-3,2
85	2,5-3,4
90	2,7-3,6
95	2,8-3,8
100	3-4

Für jede Stunde Sport, die du machst solltest du zusätzlich 0,5-1 Liter am Tag trinken. Am besten direkt im Training.

BEISPIELERNÄHRUNGSPLÄNE

Ich habe dir für die verschiedenen Diätmethoden Beispielpläne erstellt. Natürlich kannst du diese nicht einfach 1:1 übernehmen, sondern musst sie von den Mengen und Lebensmitteln her an dich anpassen. Ich weiß schließlich nicht wie dein Alltag aussieht, wie viele Mahlzeiten du essen möchtest, welche Unverträglichkeiten du hast oder wie viele Kalorien du am Tag verbrauchst. Die Pläne sollen es dir aber leichter machen, deinen eigenen Ernährungsplan zu strukturieren und zu erstellen.

Ernährungsplan 1: Low Fat

Mahlzeit	Lebensmittel / Menge
Frühstück	100 g Haferflocken 20 g Whey Protein 65 g Apfel 30 g Leinsamen (geschrotet)
Mittagessen	140 g Reis (roh) 300 g Thunfisch (im eigenen Saft) 150 g Tomatensoße 150 g Brokkoli
Post-Workout-Shake	40 g Whey Protein 50 g Datteln
Abendessen	3 Scheiben Roggen-Knäckebrot (30 g) 6 Eier 100 g Paprika (rot) 50 g Champignons 1 Frühlingszwiebel (35 g)

Tagesbilanz: 2.493 kcal | 215 g Protein | 248 g Kohlenhydrate | 64 g Fett

Ernährungsplan 2: Low Carb

Mahlzeit	Lebensmittel / Menge
Frühstück	6 Reiswaffeln 200 g Körniger Frischkäse (Halbfettstufe) 80 g Putenbrustaufschnitt 150 g Gurke 15 ml Leinöl
Mittagessen	80 g Linsen (rot) 250 g Lachs 300 g Brokkoli 200 g Tomaten 40 g Gouda 10 g Kokosöl
Post-Workout-Shake	35 g Whey Protein 100 g Banane
Abendessen	350 g Magerquark 30 g Leinsamen (geschrotet) 10 g Walnusskerne 100 g Beeren

Tagesbilanz: 2.488 kcal | 228 g Protein | 150 g Kohlenhydrate | 101 g Fett

Ernährungsplan 3: Intermittent Fasting

Mahlzeit	Lebensmittel / Menge
Frühstück	Wasser oder Tee
Mittagessen	Wasser oder Tee
Pre-Workout-Shake	1 Kaffee 20 g EAAs
Post-Workout-Shake	50 g Whey Protein 500 ml Malzbier
Abendessen	150 g Couscous 300 g Putenbrust 400 g Kaisergemüse 100 g Räuchertofu 150 g Kidneybohnen 130 g Avocado 30 g Leinsamen 30 g Rosinen 20 g Leinöl

Tagesbilanz: 2.490 kcal | 190 g Protein | 270 g Kohlenhydrate | 65 g Fett

Ernährungsplan 4: Vegetarisch

Mahlzeit	Lebensmittel / Menge
Frühstück	4 Eier 100 g Champignons 100 g Tomate 5 g Butter 4 Scheiben Toastbrot
Snack	50 g Whey Protein 400 ml Milch (1,5%) 1 Banane
Mittagessen	130 g Linsen-Nudeln 200 g Mischgemüse 100 g Tomatensoße 50 g geriebener Käse (45% Fett) 10 ml Leinöl
Abendessen	100 g Vollkornbrot 200 g Körniger Frischkäse 200 g Gurke

Tagesbilanz: 2.494 kcal | 176 g Protein | 242 g Kohlenhydrate | 84 g Fett

Ernährungsplan 5: Vegan

Mahlzeit	Lebensmittel / Menge
Frühstück	50 g Haferflocken 50 g Sojaflocken 20 g Leinsamen (geschrotet) 10 g Rosinen 250 ml Haferdrink
Mittagessen	100 g Eiweißbrot 400 g Salatgemüse 200 g Tofu 40 g Kürbiskerne 2 TL Algenflocken
Post-Workout-Shake	50 g Proteinpulver 1 Apfel (ca. 150 g)
Abendessen	200 g Süßkartoffeln 100 g Zucchini 100 g Paprika (rot) 100 g Champignons 15 g Kokosfett 500 g Sojajoghurt 100 g Gurke 1 Zwiebel 1 Knoblauchzehe

Tagesbilanz: 2.487 kcal | 170 g Protein | 244 g Kohlenhydrate | 85 g Fett

Ernährungsplan 6: If It Fits Your Macros

Nährstoff	Menge pro Tag
Kalorien	2.516 Kalorien
Protein	184 g
Kohlenhydrate	287 g
Fett	63 g
Flüssigkeitszufuhr	3,1 Liter

QUELLEN:

Ainsworth, Barbara E., William L. Haskell, Stephen D. Herrmann, Nathanael Meckes, David R. Bassett, Catrine Tudor-Locke, Jennifer L. Greer, Jesse Vezina, Melicia C. Whitt-Glover, und Arthur S. Leon. „2011 Compendium of Physical Activities: A Second Update of Codes and MET Values". Medicine and Science in Sports and Exercise 43, Nr. 8 (August 2011): 1575–81. https://doi.org/10.1249/MSS.0b013e31821ece12.

Andrade, Ana M., Geoffrey W. Greene, und Kathleen J. Melanson. „Eating Slowly Led to Decreases in Energy Intake within Meals in Healthy Women". Journal of the American Dietetic Association 108, Nr. 7 (Juli 2008): 1186–91. https://doi.org/10.1016/j.jada.2008.04.026.

Auvichayapat, Paradee, Montira Prapochanung, Oratai Tunkamnerdthai, Bung-orn Sripanidkulchai, Narong Auvichayapat, Bandit Thinkhamrop, Soontorn Kunhasura, Srisuda Wongpratoom, Supat Sinawat, und Pranithi Hongprapas. „Effectiveness of Green Tea on Weight Reduction in Obese Thais: A Randomized, Controlled Trial". Physiology & Behavior 93, Nr. 3 (27. Februar 2008): 486–91. https://doi.org/10.1016/j.physbeh.2007.10.009.

Bacon, Linda, Judith S. Stern, Marta D. Van Loan, und Nancy L. Keim. „Size Acceptance and Intuitive Eating Improve Health for Obese, Female Chronic Dieters". Journal of the American Dietetic Association 105, Nr. 6 (Juni 2005): 929–36. https://doi.org/10.1016/j.jada.2005.03.011.

Ballor, D. L., V. L. Katch, M. D. Becque, und C. R. Marks. „Resistance Weight Training during Caloric Restriction Enhances Lean Body Weight Maintenance". The American Journal of Clinical Nutrition 47, Nr. 1 (1. Januar 1988): 19–25. https://doi.org/10.1093/ajcn/47.1.19.

Bopp, Melanie J., Denise K. Houston, Leon Lenchik, Linda Easter, Stephwen B. Kritchevsky, und Barbara J. Nicklas. „Lean Mass Loss Is Associated with Low Protein Intake during Dietary-Induced Weight

Loss in Postmenopausal Women". Journal of the American Dietetic Association 108, Nr. 7 (Juli 2008): 1216–20. https://doi.org/10.1016/j.jada.2008.04.017.

Bortolotti, Murielle, Elena Maiolo, Mattia Corazza, Eveline Van Dijke, Philippe Schneiter, Andreas Boss, Guillaume Carrel, u. a. „Effects of a Whey Protein Supplementation on Intrahepatocellular Lipids in Obese Female Patients". Clinical Nutrition (Edinburgh, Scotland) 30, Nr. 4 (August 2011): 494–98. https://doi.org/10.1016/j.clnu.2011.01.006.

Boschmann, Michael, und Frank Thielecke. „The Effects of Epigallocatechin-3-Gallate on Thermogenesis and Fat Oxidation in Obese Men: A Pilot Study". Journal of the American College of Nutrition 26, Nr. 4 (August 2007): 389S-395S.

Brandsch, Corinna, und Klaus Eder. „Effect of L-Carnitine on Weight Loss and Body Composition of Rats Fed a Hypocaloric Diet". Annals of Nutrition & Metabolism 46, Nr. 5 (2002): 205–10. https://doi.org/10.1159/000065408.

Brooks, George, und J Mercier. Balance of carbohydrate and lipid utilization during exercise: The „crossover" concept. Bd. 76, 1994. https://doi.org/10.1152/jappl.1994.76.6.2253.

Brozek, J., F. Grande, J. T. Anderson, und A. Keys. „DENSITOMETRIC ANALYSIS OF BODY COMPOSITION: REVISION OF SOME QUANTITATIVE ASSUMPTIONS". Annals of the New York Academy of Sciences 110 (26. September 1963): 113–40.

Buchholz, Andrea C., und Dale A. Schoeller. „Is a Calorie a Calorie?" The American Journal of Clinical Nutrition 79, Nr. 5 (Mai 2004): 899S-906S.

Buijze, Geert A., Inger N. Sierevelt, Bas C. J. M. van der Heijden, Marcel G. Dijkgraaf, und Monique H. W. Frings-Dresen. „The Effect of Cold Showering on Health and Work: A Randomized Controlled Trial". PLoS ONE 11, Nr. 9 (15. September 2016). https://doi.org/10.1371/journal.pone.0161749.

Camilleri, Géraldine M., Caroline Méjean, France Bellisle, Valentina A. Andreeva, Valérie Sautron, Serge Hercberg, und Sandrine Péneau. „Cross-Cultural Validity of the Intuitive Eating Scale-2. Psychometric Evaluation in a Sample of the General French Population". Appetite 84 (Januar 2015): 34–42. https://doi.org/10.1016/j.appet.2014.09.009.

Carbone, John W., James P. McClung, und Stefan M. Pasiakos. „Skeletal Muscle Responses to Negative Energy Balance: Effects of Dietary Protein". Advances in Nutrition (Bethesda, Md.) 3, Nr. 2 (1. März 2012): 119–26. https://doi.org/10.3945/an.111.001792.

Carmagnola, Stefania, Paolo Cantù, und Roberto Penagini. „Mechanoreceptors of the Proximal Stomach and Perception of Gastric Distension". The American Journal of Gastroenterology 100, Nr. 8 (August 2005): 1704–10. https://doi.org/10.1111/j.1572-0241.2005.41350.x.

Chaput, J.-P., E. Doucet, und A. Tremblay. „Obesity: A Disease or a Biological Adaptation? An Update". Obesity Reviews: An Official Journal of the International Association for the Study of Obesity 13, Nr. 8 (August 2012): 681–91. https://doi.org/10.1111/j.1467-789X.2012.00992.x.

Chen, Kong Y., Robert J. Brychta, Joyce D. Linderman, Sheila Smith, Amber Courville, William Dieckmann, Peter Herscovitch, u.a. „Brown Fat Activation Mediates Cold-Induced Thermogenesis in Adult Humans in Response to a Mild Decrease in Ambient Temperature". The Journal of Clinical Endocrinology and Metabolism 98, Nr. 7 (Juli 2013): E1218-1223. https://doi.org/10.1210/jc.2012-4213.

Chen, Ya Jun, Stephen H. Wong, Chun Kwok Wong, Ching Wan Lam, Ya Jun Huang, und Parco M. Siu. „Effect of Preexercise Meals with Different Glycemic Indices and Loads on Metabolic Responses and Endurance Running". International Journal of Sport Nutrition and Exercise Metabolism 18, Nr. 3 (Juni 2008): 281–300.

Chin-Chance, C., K. S. Polonsky, und D. A. Schoeller. „Twenty-Four-Hour Leptin Levels Respond to Cumulative Short-Term Energy

Imbalance and Predict Subsequent Intake". The Journal of Clinical Endocrinology and Metabolism 85, Nr. 8 (August 2000): 2685–91. https://doi.org/10.1210/jcem.85.8.6755.

Collin, Anne, Sandrine Cassy, Johan Buyse, Eddy Decuypere, und Marie Damon. „Potential Involvement of Mammalian and Avian Uncoupling Proteins in the Thermogenic Effect of Thyroid Hormones". Domestic Animal Endocrinology 29, Nr. 1 (Juli 2005): 78–87. https://doi.org/10.1016/j.domaniend.2005.02.007.

Costill, D. L. „Carbohydrates for Exercise: Dietary Demands for Optimal Performance". International Journal of Sports Medicine 9, Nr. 1 (Februar 1988): 1–18. https://doi.org/10.1055/s-2007-1024971.

Curioni, C. C., und P. M. Lourenço. „Long-Term Weight Loss after Diet and Exercise: A Systematic Review". International Journal of Obesity (2005) 29, Nr. 10 (Oktober 2005): 1168–74. https://doi.org/10.1038/sj.ijo.0803015.

Cypess, Aaron M., und C. Ronald Kahn. „Brown Fat as a Therapy for Obesity and Diabetes". Current Opinion in Endocrinology, Diabetes, and Obesity 17, Nr. 2 (April 2010): 143–49. https://doi.org/10.1097/MED.0b013e328337a81f.

Demling, R. H., und L. DeSanti. „Effect of a Hypocaloric Diet, Increased Protein Intake and Resistance Training on Lean Mass Gains and Fat Mass Loss in Overweight Police Officers". Annals of Nutrition & Metabolism 44, Nr. 1 (2000): 21–29. https://doi.org/10.1159/000012817.

Denny, Kara N., Katie Loth, Marla E. Eisenberg, und Dianne Neumark-Sztainer. „Intuitive eating in young adults: Who is doing it, and how is it related to disordered eating behaviors?" Appetite 60, Nr. 1 (Januar 2013): 13–19. https://doi.org/10.1016/j.appet.2012.09.029.

Dostal, Allison M., Andrea Arikawa, Luis Espejo, und Mindy S. Kurzer. „Long-Term Supplementation of Green Tea Extract Does Not Modify Adiposity or Bone Mineral Density in a Randomized Trial of Overweight and Obese Postmenopausal Women". The Journal of Nutrition 146, Nr. 2 (Februar 2016): 256–64. https://doi.org/10.3945/jn.115.219238.

Doucet, E., S. St-Pierre, N. Alméras, J. P. Després, C. Bouchard, und A. Tremblay. „Evidence for the Existence of Adaptive Thermogenesis during Weight Loss". The British Journal of Nutrition 85, Nr. 6 (Juni 2001): 715–23.

Dulloo, A. G., J. Seydoux, L. Girardier, P. Chantre, und J. Vandermander. „Green Tea and Thermogenesis: Interactions between Catechin-Polyphenols, Caffeine and Sympathetic Activity". International Journal of Obesity 24, Nr. 2 (Februar 2000): 252–58. https://doi.org/10.1038/sj.ijo.0801101.

Egner, Ingrid M, Jo C Bruusgaard, Einar Eftestøl, und Kristian Gundersen. „A cellular memory mechanism aids overload hypertrophy in muscle long after an episodic exposure to anabolic steroids". The Journal of Physiology 591, Nr. Pt 24 (15. Dezember 2013): 6221–30. https://doi.org/10.1113/jphysiol.2013.264457.

Feinman, Richard D, und Eugene J Fine. „‚A calorie is a calorie' violates the second law of thermodynamics". Nutrition Journal 3 (28. Juli 2004): 9. https://doi.org/10.1186/1475-2891-3-9.

Forman, Evan M., Kimberly L. Hoffman, Kathleen B. McGrath, James D. Herbert, Lynn L. Brandsma, und Michael R. Lowe. „A Comparison of Acceptance- and Control-Based Strategies for Coping with Food Cravings: An Analog Study". Behaviour Research and Therapy 45, Nr. 10 (Oktober 2007): 2372–86. https://doi.org/10.1016/j.brat.2007.04.004.

Foster, G. D., T. A. Wadden, Z. V. Kendrick, K. A. Letizia, D. P. Lander, und A. M. Conill. „The Energy Cost of Walking before and after Significant Weight Loss". Medicine and Science in Sports and Exercise 27, Nr. 6 (Juni 1995): 888–94.

Galvan, Elfego, Emily Arentson-Lantz, Séverine Lamon, und Douglas Paddon-Jones. „Protecting Skeletal Muscle with Protein and Amino

Acid during Periods of Disuse". Nutrients 8, Nr. 7 (1. Juli 2016). https://doi.org/10.3390/nu8070404.

Garrow, J. S., und JoanD. Webster. „EFFECTS ON WEIGHT AND METABOLIC RATE OF OBESE WOMEN OF A 3·4 MJ (800 kcal) DIET". The Lancet, Originally published as Volume 1, Issue 8652, 333, Nr. 8652 (24. Juni 1989): 1429–31. https://doi.org/10.1016/S0140-6736(89)90133-5.

Gibbs, Jenna C., Nancy I. Williams, und Mary Jane De Souza. „Prevalence of Individual and Combined Components of the Female Athlete Triad". Medicine and Science in Sports and Exercise 45, Nr. 5 (Mai 2013): 985–96. https://doi.org/10.1249/MSS.0b013e31827e1bdc.

Giordano, Antonio, Arianna Smorlesi, Andrea Frontini, Giorgio Barbatelli, und Saverio Cinti. „White, Brown and Pink Adipocytes: The Extraordinary Plasticity of the Adipose Organ". European Journal of Endocrinology 170, Nr. 5 (Mai 2014): R159-171. https://doi.org/10.1530/EJE-13-0945.

Godar, Rebecca J., Xiucui Ma, Haiyan Liu, John T. Murphy, Carla J. Weinheimer, Attila Kovacs, Seth D. Crosby, Paul Saftig, und Abhinav Diwan. „Repetitive Stimulation of Autophagy-Lysosome Machinery by Intermittent Fasting Preconditions the Myocardium to Ischemia-Reperfusion Injury". Autophagy 11, Nr. 9 (2015): 1537–60. https://doi.org/10.1080/15548627.2015.1063768.

Goele, Kristin, Anja Bosy-Westphal, Birgit Rumcker, Merit Lagerpusch, und Manfred J. Muller. „Influence of Changes in Body Composition and Adaptive Thermogenesis on the Difference between Measured and Predicted Weight Loss in Obese Women". Obesity Facts 2, Nr. 2 (2009): 105–9. https://doi.org/10.1159/000210369.

Hall, Kevin D., Thomas Bemis, Robert Brychta, Kong Y. Chen, Amber Courville, Emma J. Crayner, Stephanie Goodwin, u. a. „Calorie for Calorie, Dietary Fat Restriction Results in More Body Fat Loss than Carbohydrate Restriction in People with Obesity". Cell Metabolism 22, Nr.

3 (1. September 2015): 427–36. https://doi.org/10.1016/j.cmet.2015.07.021.

Halton, Thomas L., und Frank B. Hu. „The Effects of High Protein Diets on Thermogenesis, Satiety and Weight Loss: A Critical Review". Journal of the American College of Nutrition 23, Nr. 5 (Oktober 2004): 373–85.

Harris, R. B. „Role of Set-Point Theory in Regulation of Body Weight". FASEB Journal: Official Publication of the Federation of American Societies for Experimental Biology 4, Nr. 15 (Dezember 1990): 3310–18.

Haynes, Charlotte, Michelle D. Lee, und Martin R. Yeomans. „Interactive Effects of Stress, Dietary Restraint, and Disinhibition on Appetite". Eating Behaviors 4, Nr. 4 (November 2003): 369–83. https://doi.org/10.1016/j.eatbeh.2003.07.005.

Hayward, Sara, Jordan Outlaw, Stacie Urbina, Bailey Burks, Josh Holt, Matt Stone, Alena Regeski, u.a. „Effects of intermittent fasting on markers of body composition and mood state". Journal of the International Society of Sports Nutrition 11, Nr. Suppl 1 (1. Dezember 2014): P25. https://doi.org/10.1186/1550-2783-11-S1-P25.

Helms, Eric R., Caryn Zinn, David S. Rowlands, und Scott R. Brown. „A Systematic Review of Dietary Protein during Caloric Restriction in Resistance Trained Lean Athletes: A Case for Higher Intakes". International Journal of Sport Nutrition and Exercise Metabolism 24, Nr. 2 (April 2014): 127–38. https://doi.org/10.1123/ijsnem.2013-0054.

Heymsfield, S. B., K. Casper, J. Hearn, und D. Guy. „Rate of Weight Loss during Underfeeding: Relation to Level of Physical Activity". Metabolism: Clinical and Experimental 38, Nr. 3 (März 1989): 215–23.

Heymsfield, Steven B., Joyce B. Harp, Marc L. Reitman, Joel W. Beetsch, Dale A. Schoeller, Ngozi Erondu, und Angelo Pietrobelli. „Why Do Obese Patients Not Lose More Weight When Treated with Low-Calorie Diets? A Mechanistic Perspective". The American Journal of Clinical Nutrition 85, Nr. 2 (Februar 2007): 346–54. https://doi.org/10.1093/ajcn/85.2.346.

Hill, Andrew J. „The Psychology of Food Craving<a Href=»#fn001»>*</

A>: Symposium on 'Molecular Mechanisms and Psychology of Food Intake'". Proceedings of the Nutrition Society 66, Nr. 2 (Mai 2007): 277–85. https://doi.org/10.1017/S0029665107005502.

Hill, James O., Holly R. Wyatt, und John C. Peters. „Energy Balance and Obesity". Circulation 126, Nr. 1 (3. Juli 2012): 126–32. https://doi.org/10.1161/CIRCULATIONAHA.111.087213.

Hirsch, J., und J. L. Knittle. „Cellularity of Obese and Nonobese Human Adipose Tissue". Federation Proceedings 29, Nr. 4 (August 1970): 1516–21.

Hoffman, Jay R., Nicholas A. Ratamess, Jie Kang, Michael J. Falvo, und Avery D. Faigenbaum. „Effect of Protein Intake on Strength, Body Composition and Endocrine Changes in Strength/Power Athletes". Journal of the International Society of Sports Nutrition 3 (13. Dezember 2006): 12–18. https://doi.org/10.1186/1550-2783-3-2-12.

Hoge, Elizabeth A., Eric Bui, Luana Marques, Christina A. Metcalf, Laura K. Morris, Donald J. Robinaugh, John J. Worthington, Mark H. Pollack, und Naomi M. Simon. „Randomized Controlled Trial of Mindfulness Meditation for Generalized Anxiety Disorder: Effects on Anxiety and Stress Reactivity". The Journal of Clinical Psychiatry 74, Nr. 8 (August 2013): 786–92. https://doi.org/10.4088/JCP.12m08083.

Houpt, K. A. „Gastrointestinal Factors in Hunger and Satiety". Neuroscience and Biobehavioral Reviews 6, Nr. 2 (1982): 145–64.

Johnstone, A. „Fasting for Weight Loss: An Effective Strategy or Latest Dieting Trend?" International Journal of Obesity (2005) 39, Nr. 5 (Mai 2015): 727–33. https://doi.org/10.1038/ijo.2014.214.

Josse, Andrea R., Stephanie A. Atkinson, Mark A. Tarnopolsky, und Stuart M. Phillips. „Increased Consumption of Dairy Foods and Protein during Diet- and Exercise-Induced Weight Loss Promotes Fat Mass Loss and Lean Mass Gain in Overweight and Obese Premenopausal Women". The Journal of Nutrition 141, Nr. 9 (September 2011): 1626–34. https://doi.org/10.3945/jn.111.141028.

Kalm, Leah M., und Richard D. Semba. „They Starved so That Others

Be Better Fed: Remembering Ancel Keys and the Minnesota Experiment". The Journal of Nutrition 135, Nr. 6 (Juni 2005): 1347–52. https://doi.org/10.1093/jn/135.6.1347.

Kempen, K. P., W. H. Saris, und K. R. Westerterp. „Energy Balance during an 8-Wk Energy-Restricted Diet with and without Exercise in Obese Women". The American Journal of Clinical Nutrition 62, Nr. 4 (Oktober 1995): 722–29. https://doi.org/10.1093/ajcn/62.4.722.

Keogh, J. B., E. Pedersen, K. S. Petersen, und P. M. Clifton. „Effects of Intermittent Compared to Continuous Energy Restriction on Short-Term Weight Loss and Long-Term Weight Loss Maintenance". Clinical Obesity 4, Nr. 3 (Juni 2014): 150–56. https://doi.org/10.1111/cob.12052.

King, Neil A., Phillipa Caudwell, Mark Hopkins, Nuala M. Byrne, Rachel Colley, Andrew P. Hills, James R. Stubbs, und John E. Blundell. „Metabolic and Behavioral Compensatory Responses to Exercise Interventions: Barriers to Weight Loss". Obesity (Silver Spring, Md.) 15, Nr. 6 (Juni 2007): 1373–83. https://doi.org/10.1038/oby.2007.164.

Knuth, Nicolas D., Darcy L. Johannsen, Robyn A. Tamboli, Pamela A. Marks-Shulman, Robert Huizenga, Kong Y. Chen, Naji N. Abumrad, Eric Ravussin, und Kevin D. Hall. „Metabolic adaptation following massive weight loss is related to the degree of energy imbalance and changes in circulating leptin". Obesity (Silver Spring, Md.) 22, Nr. 12 (Dezember 2014): 2563–69. https://doi.org/10.1002/oby.20900.

Kojima, M., H. Hosoda, Y. Date, M. Nakazato, H. Matsuo, und K. Kangawa. „Ghrelin Is a Growth-Hormone-Releasing Acylated Peptide from Stomach". Nature 402, Nr. 6762 (9. Dezember 1999): 656–60. https://doi.org/10.1038/45230.

Krotkiewski, M., L. Sjöström, P. Björntorp, G. Carlgren, G. Garellick, und U. Smith. „Adipose Tissue Cellularity in Relation to Prognosis for Weight Reduction". International Journal of Obesity 1, Nr. 4 (1977): 395–416.

Leibel, R. L., und J. Hirsch. „Diminished Energy Requirements in

Reduced-Obese Patients". Metabolism: Clinical and Experimental 33, Nr. 2 (Februar 1984): 164–70.

Leibel, R. L., M. Rosenbaum, und J. Hirsch. „Changes in Energy Expenditure Resulting from Altered Body Weight". The New England Journal of Medicine 332, Nr. 10 (9. März 1995): 621–28. https://doi.org/10.1056/NEJM199503093321001.

Lemon, P. W., M. A. Tarnopolsky, J. D. MacDougall, und S. A. Atkinson. „Protein Requirements and Muscle Mass/Strength Changes during Intensive Training in Novice Bodybuilders". Journal of Applied Physiology (Bethesda, Md.: 1985) 73, Nr. 2 (August 1992): 767–75. https://doi.org/10.1152/jappl.1992.73.2.767.

Longland, Thomas M., Sara Y. Oikawa, Cameron J. Mitchell, Michaela C. Devries, und Stuart M. Phillips. „Higher Compared with Lower Dietary Protein during an Energy Deficit Combined with Intense Exercise Promotes Greater Lean Mass Gain and Fat Mass Loss: A Randomized Trial". The American Journal of Clinical Nutrition 103, Nr. 3 (März 2016): 738–46. https://doi.org/10.3945/ajcn.115.119339.

Louard, R. J., E. J. Barrett, und R. A. Gelfand. „Effect of Infused Branched-Chain Amino Acids on Muscle and Whole-Body Amino Acid Metabolism in Man". Clinical Science (London, England: 1979) 79, Nr. 5 (November 1990): 457–66.

Lovallo, William R., Noha H. Farag, Andrea S. Vincent, Terrie L. Thomas, und Michael F. Wilson. „Cortisol responses to mental stress, exercise, and meals following caffeine intake in men and women". Pharmacology, biochemistry, and behavior 83, Nr. 3 (März 2006): 441–47. https://doi.org/10.1016/j.pbb.2006.03.005.

MacLean, P S, J A Higgins, E D Giles, V D Sherk, und M R Jackman. „The role for adipose tissue in weight regain after weight loss". Obesity Reviews 16, Nr. Suppl 1 (Februar 2015): 45–54. https://doi.org/10.1111/obr.12255.

Martin, Corby K., Sai Krupa Das, Lauren Lindblad, Susan B. Racette,

Megan A. McCrory, Edward P. Weiss, James P. Delany, William E. Kraus, und CALERIE Study Team. „Effect of Calorie Restriction on the Free-Living Physical Activity Levels of Nonobese Humans: Results of Three Randomized Trials". Journal of Applied Physiology (Bethesda, Md.: 1985) 110, Nr. 4 (April 2011): 956–63. https://doi.org/10.1152/japplphysiol.00846.2009.

Mattson, Mark P., Valter D. Longo, und Michelle Harvie. „Impact of Intermittent Fasting on Health and Disease Processes". Ageing Research Reviews 39 (Oktober 2017): 46–58. https://doi.org/10.1016/j.arr.2016.10.005.

McDevitt, R. M., S. D. Poppitt, P. R. Murgatroyd, und A. M. Prentice. „Macronutrient Disposal during Controlled Overfeeding with Glucose, Fructose, Sucrose, or Fat in Lean and Obese Women". The American Journal of Clinical Nutrition 72, Nr. 2 (August 2000): 369–77. https://doi.org/10.1093/ajcn/72.2.369.

McGarry, J. D., und N. F. Brown. „The Mitochondrial Carnitine Palmitoyltransferase System. From Concept to Molecular Analysis". European Journal of Biochemistry 244, Nr. 1 (15. Februar 1997): 1–14.

Mekary, Rania A., Anders Grøntved, Jean-Pierre Despres, Leandro Pereira De Moura, Morteza Asgarzadeh, Walter C. Willett, Eric B. Rimm, Edward Giovannucci, und Frank B. Hu. „Weight Training, Aerobic Physical Activities, and Long-Term Waist Circumference Change in Men". Obesity (Silver Spring, Md.) 23, Nr. 2 (Februar 2015): 461–67. https://doi.org/10.1002/oby.20949.

Melby, Christopher L., Hunter L. Paris, Rebecca M. Foright, und James Peth. „Attenuating the Biologic Drive for Weight Regain Following Weight Loss: Must What Goes Down Always Go Back Up?" Nutrients 9, Nr. 5 (6. Mai 2017). https://doi.org/10.3390/nu9050468.

Mettler, Samuel, Nigel Mitchell, und Kevin D. Tipton. „Increased Protein Intake Reduces Lean Body Mass Loss during Weight Loss in

Athletes". Medicine and Science in Sports and Exercise 42, Nr. 2 (Februar 2010): 326–37. https://doi.org/10.1249/MSS.0b013e3181b2ef8e.

Moro, Tatiana, Grant Tinsley, Antonino Bianco, Giuseppe Marcolin, Quirico Francesco Pacelli, Giuseppe Battaglia, Antonio Palma, Paulo Gentil, Marco Neri, und Antonio Paoli. „Effects of eight weeks of time-restricted feeding (16/8) on basal metabolism, maximal strength, body composition, inflammation, and cardiovascular risk factors in resistance-trained males". Journal of Translational Medicine 14 (13. Oktober 2016). https://doi.org/10.1186/s12967-016-1044-0.

Mullur, Rashmi, Yan-Yun Liu, und Gregory A. Brent. „Thyroid Hormone Regulation of Metabolism". Physiological Reviews 94, Nr. 2 (April 2014): 355–82. https://doi.org/10.1152/physrev.00030.2013.

Nagao, Tomonori, Tadashi Hase, und Ichiro Tokimitsu. „A Green Tea Extract High in Catechins Reduces Body Fat and Cardiovascular Risks in Humans". Obesity (Silver Spring, Md.) 15, Nr. 6 (Juni 2007): 1473–83. https://doi.org/10.1038/oby.2007.176.

O'rourke, Robert W. „Metabolic Thrift and the Genetic Basis of Human Obesity". Annals of Surgery 259, Nr. 4 (April 2014): 642–48. https://doi.org/10.1097/SLA.0000000000000361.

Phung, Olivia J., William L. Baker, Leslie J. Matthews, Michael Lanosa, Alicia Thorne, und Craig I. Coleman. „Effect of Green Tea Catechins with or without Caffeine on Anthropometric Measures: A Systematic Review and Meta-Analysis". The American Journal of Clinical Nutrition 91, Nr. 1 (Januar 2010): 73–81. https://doi.org/10.3945/ajcn.2009.28157.

Poehlman, Eric T., Walter F. Denino, Travis Beckett, Kristen A. Kinaman, Isabelle J. Dionne, Roman Dvorak, und Philip A. Ades. „Effects of Endurance and Resistance Training on Total Daily Energy Expenditure in Young Women: A Controlled Randomized Trial". The Journal of Clinical Endocrinology and Metabolism 87, Nr. 3 (März 2002):

1004–9. https://doi.org/10.1210/jcem.87.3.8282.
Polidori, David, Arjun Sanghvi, Randy J. Seeley, und Kevin D. Hall. „How Strongly Does Appetite Counter Weight Loss? Quantification of the Feedback Control of Human Energy Intake“. Obesity (Silver Spring, Md.) 24, Nr. 11 (November 2016): 2289–95. https://doi.org/10.1002/oby.21653.
Pooyandjoo, M., M. Nouhi, S. Shab-Bidar, K. Djafarian, und A. Olyaeemanesh. „The Effect of (L-)Carnitine on Weight Loss in Adults: A Systematic Review and Meta-Analysis of Randomized Controlled Trials“. Obesity Reviews: An Official Journal of the International Association for the Study of Obesity 17, Nr. 10 (2016): 970–76. https://doi.org/10.1111/obr.12436.
Prentice, Andrew M., Pura Rayco-Solon, und Sophie E. Moore. „Insights from the Developing World: Thrifty Genotypes and Thrifty Phenotypes“. The Proceedings of the Nutrition Society 64, Nr. 2 (Mai 2005): 153–61.
Rains, Tia M., Sanjiv Agarwal, und Kevin C. Maki. „Antiobesity Effects of Green Tea Catechins: A Mechanistic Review“. The Journal of Nutritional Biochemistry 22, Nr. 1 (Januar 2011): 1–7. https://doi.org/10.1016/j.jnutbio.2010.06.006.
Ranabir, Salam, und K. Reetu. „Stress and hormones“. Indian Journal of Endocrinology and Metabolism 15, Nr. 1 (2011): 18–22. https://doi.org/10.4103/2230-8210.77573.
Ravussin, E., S. Lillioja, T. E. Anderson, L. Christin, und C. Bogardus. „Determinants of 24-Hour Energy Expenditure in Man. Methods and Results Using a Respiratory Chamber“. The Journal of Clinical Investigation 78, Nr. 6 (Dezember 1986): 1568–78. https://doi.org/10.1172/JCI112749.
Redman, Leanne M., Leonie K. Heilbronn, Corby K. Martin, Lilian de Jonge, Donald A. Williamson, James P. Delany, Eric Ravussin, und Pennington CALERIE Team. „Metabolic and Behavioral Compensations

in Response to Caloric Restriction: Implications for the Maintenance of Weight Loss". PloS One 4, Nr. 2 (2009): e4377. https://doi.org/10.1371/journal.pone.0004377.

Riobó Serván, Pilar, Roberto Sierra Poyatos, und Judith Soldo Rodríguez. „Low and No Calorie Sweeteners (LNCS); Myths and Realities". Nutricion Hospitalaria 30 Suppl 2e (22. September 2014): 49–55. https://doi.org/10.3305/nh.2014.30.sup2e.8288.

Robinson, Eric, Eva Almiron-Roig, Femke Rutters, Cees de Graaf, Ciarán G. Forde, Catrin Tudur Smith, Sarah J. Nolan, und Susan A. Jebb. „A Systematic Review and Meta-Analysis Examining the Effect of Eating Rate on Energy Intake and Hunger". The American Journal of Clinical Nutrition 100, Nr. 1 (Juli 2014): 123–51. https://doi.org/10.3945/ajcn.113.081745.

Rosenbaum M., et. „Long-term persistence of adaptive thermogenesis in subjects who have maintained a reduced body weight. - PubMed - NCBI". Zugegriffen 9. April 2018. https://www.ncbi.nlm.nih.gov/pubmed/18842775.

Rosenbaum, Michael, Rochelle Goldsmith, Daniel Bloomfield, Anthony Magnano, Louis Weimer, Steven Heymsfield, Dympna Gallagher, Laurel Mayer, Ellen Murphy, und Rudolph L. Leibel. „Low-Dose Leptin Reverses Skeletal Muscle, Autonomic, and Neuroendocrine Adaptations to Maintenance of Reduced Weight". The Journal of Clinical Investigation 115, Nr. 12 (Dezember 2005): 3579–86. https://doi.org/10.1172/JCI25977.

Rosenbaum, Michael, Jules Hirsch, Dympna A. Gallagher, und Rudolph L. Leibel. „Long-Term Persistence of Adaptive Thermogenesis in Subjects Who Have Maintained a Reduced Body Weight". The American Journal of Clinical Nutrition 88, Nr. 4 (Oktober 2008): 906–12. https://doi.org/10.1093/ajcn/88.4.906.

Rosenbaum, Michael, Ellen M. Murphy, Steven B. Heymsfield,

Dwight E. Matthews, und Rudolph L. Leibel. „Low Dose Leptin Administration Reverses Effects of Sustained Weight-Reduction on Energy Expenditure and Circulating Concentrations of Thyroid Hormones". The Journal of Clinical Endocrinology and Metabolism 87, Nr. 5 (Mai 2002): 2391–94. https://doi.org/10.1210/jcem.87.5.8628.

Sacks, Frank M., George A. Bray, Vincent J. Carey, Steven R. Smith, Donna H. Ryan, Stephen D. Anton, Katherine McManus, u. a. „Comparison of Weight-Loss Diets with Different Compositions of Fat, Protein, and Carbohydrates". New England Journal of Medicine 360, Nr. 9 (26. Februar 2009): 859–73. https://doi.org/10.1056/NEJMoa0804748.

Salans, Lester B., Samuel W. Cushman, und Rodger E. Weismann. „Studies of Human Adipose Tissue ADIPOSE CELL SIZE AND NUMBER IN NONOBESE AND OBESE PATIENTS". Journal of Clinical Investigation 52, Nr. 4 (April 1973): 929–41.

Sanguanrungsirikul, S., J. Somboonwong, C. Nakhnahup, und C. Pruksananonda. „Energy Expenditure and Physical Activity of Obese and Non-Obese Thai Children". Journal of the Medical Association of Thailand = Chotmaihet Thangphaet 84 Suppl 1 (Juni 2001): S314-320.

Schwartz, Alexander, Jennifer L. Kuk, Gilles Lamothe, und Eric Doucet. „Greater than Predicted Decrease in Resting Energy Expenditure and Weight Loss: Results from a Systematic Review". Obesity (Silver Spring, Md.) 20, Nr. 11 (November 2012): 2307–10. https://doi.org/10.1038/oby.2012.34.

Sellayah, Dyan, Felino R. Cagampang, und Roger D. Cox. „On the Evolutionary Origins of Obesity: A New Hypothesis". Endocrinology 155, Nr. 5 (Mai 2014): 1573–88. https://doi.org/10.1210/en.2013-2103.

Shah, M., D. S. Miller, und C. A. Geissler. „Lower Metabolic Rates of Post-Obese versus Lean Women: Thermogenesis, Basal Metabolic Rate and Genetics". European Journal of Clinical Nutrition 42, Nr. 9 (September 1988): 741–52.

Sharma, Hari. „Meditation: Process and Effects". Ayu 36, Nr. 3 (September 2015): 233–37. https://doi.org/10.4103/0974-8520.182756.

Speakman, John R. „Evolutionary Perspectives on the Obesity Epidemic: Adaptive, Maladaptive, and Neutral Viewpoints". Annual Review of Nutrition 33 (2013): 289–317. https://doi.org/10.1146/annurev-nutr-071811-150711.

Stevenson, Emma J., Clyde Williams, Laura E. Mash, Beth Phillips, und Maria L. Nute. „Influence of High-Carbohydrate Mixed Meals with Different Glycemic Indexes on Substrate Utilization during Subsequent Exercise in Women". The American Journal of Clinical Nutrition 84, Nr. 2 (August 2006): 354–60. https://doi.org/10.1093/ajcn/84.1.354.

Stiegler, Petra, und Adam Cunliffe. „The Role of Diet and Exercise for the Maintenance of Fat-Free Mass and Resting Metabolic Rate during Weight Loss". Sports Medicine (Auckland, N.Z.) 36, Nr. 3 (2006): 239–62.

Stroebe, Wolfgang, Guido M. van Koningsbruggen, Esther K. Papies, und Henk Aarts. „Why Most Dieters Fail but Some Succeed: A Goal Conflict Model of Eating Behavior". Psychological Review 120, Nr. 1 (Januar 2013): 110–38. https://doi.org/10.1037/a0030849.

Sumithran, Priya, Luke A. Prendergast, Elizabeth Delbridge, Katrina Purcell, Arthur Shulkes, Adamandia Kriketos, und Joseph Proietto. „Long-Term Persistence of Hormonal Adaptations to Weight Loss". New England Journal of Medicine 365, Nr. 17 (27. Oktober 2011): 1597–1604. https://doi.org/10.1056/NEJMoa1105816.

Tarnopolsky, M. A., S. A. Atkinson, J. D. MacDougall, A. Chesley, S. Phillips, und H. P. Schwarcz. „Evaluation of Protein Requirements for Trained Strength Athletes". Journal of Applied Physiology (Bethesda, Md.: 1985) 73, Nr. 5 (November 1992): 1986–95. https://doi.org/10.1152/jappl.1992.73.5.1986.

Tarnopolsky, M. A., J. D. MacDougall, und S. A. Atkinson. „Influence of Protein Intake and Training Status on Nitrogen Balance and Lean

Body Mass". Journal of Applied Physiology (Bethesda, Md.: 1985) 64, Nr. 1 (Januar 1988): 187–93. https://doi.org/10.1152/jappl.1988.64.1.187.

Thein-Nissenbaum, Jill. „Long Term Consequences of the Female Athlete Triad". Maturitas 75, Nr. 2 (Juni 2013): 107–12. https://doi.org/10.1016/j.maturitas.2013.02.010.

Thomas, D. M., C. Bouchard, T. Church, C. Slentz, W. E. Kraus, L. M. Redman, C. K. Martin, u.a. „Why do individuals not lose more weight from an exercise intervention at a defined dose? An energy balance analysis". Obesity reviews : an official journal of the International Association for the Study of Obesity 13, Nr. 10 (Oktober 2012): 835–47. https://doi.org/10.1111/j.1467-789X.2012.01012.x.

Timmerman, Gayle M., und Adama Brown. „The Effect of a Mindful Restaurant Eating Intervention on Weight Management in Women". Journal of Nutrition Education and Behavior 44, Nr. 1 (Februar 2012): 22–28. https://doi.org/10.1016/j.jneb.2011.03.143.

Tinsley, Grant M, Natalie K Butler, Jeffrey S Forsse, Annie A Bane, Grant B Morgan, Paul S Hwang, Peter W Grandjean, und Paul M La Bounty. „Intermittent fasting combined with resistance training: effects on body composition, muscular performance, and dietary intake". Journal of the International Society of Sports Nutrition 12, Nr. Suppl 1 (21. September 2015): P38. https://doi.org/10.1186/1550-2783-12-S1-P38.

Tinsley, Grant M., und Paul M. La Bounty. „Effects of Intermittent Fasting on Body Composition and Clinical Health Markers in Humans". Nutrition Reviews 73, Nr. 10 (Oktober 2015): 661–74. https://doi.org/10.1093/nutrit/nuv041.

Tremblay, Angelo, und Jean-Philippe Chaput. „Adaptive Reduction in Thermogenesis and Resistance to Lose Fat in Obese Men". The British Journal of Nutrition 102, Nr. 4 (August 2009): 488–92. https://doi.org/10.1017/S0007114508207245.

Trexler, Eric T., Abbie E. Smith-Ryan, und Layne E. Norton. „Metabolic

Adaptation to Weight Loss: Implications for the Athlete". Journal of the International Society of Sports Nutrition 11, Nr. 1 (27. Februar 2014): 7. https://doi.org/10.1186/1550-2783-11-7.

Ulrich-Lai, Yvonne M. „Self-medication with sucrose". Current opinion in behavioral sciences 9 (Juni 2016): 78–83. https://doi.org/10.1016/j.cobeha.2016.02.015.

Walberg, J. L. „Aerobic Exercise and Resistance Weight-Training during Weight Reduction. Implications for Obese Persons and Athletes". Sports Medicine (Auckland, N.Z.) 7, Nr. 6 (Juni 1989): 343–56.

Walberg, J. L., M. K. Leidy, D. J. Sturgill, D. E. Hinkle, S. J. Ritchey, und D. R. Sebolt. „Macronutrient Content of a Hypoenergy Diet Affects Nitrogen Retention and Muscle Function in Weight Lifters". International Journal of Sports Medicine 9, Nr. 4 (August 1988): 261–66. https://doi.org/10.1055/s-2007-1025018.

Wallace, M. B., B. D. Mills, und C. L. Browning. „Effects of Cross-Training on Markers of Insulin Resistance/Hyperinsulinemia". Medicine and Science in Sports and Exercise 29, Nr. 9 (September 1997): 1170–75.

Wang, Hongqiang, Yibo Wen, Yaping Du, Xiuyuan Yan, Hongwei Guo, Jane A. Rycroft, Niels Boon, Eva M. R. Kovacs, und David J. Mela. „Effects of Catechin Enriched Green Tea on Body Composition". Obesity (Silver Spring, Md.) 18, Nr. 4 (April 2010): 773–79. https://doi.org/10.1038/oby.2009.256.

Wang, Xuewen, Mary F. Lyles, Tongjian You, Michael J. Berry, Jack Rejeski, und Barbara J. Nicklas. „Weight Regain is Related to Decreases in Physical Activity During Weight Loss". Medicine and science in sports and exercise 40, Nr. 10 (Oktober 2008): 1781–88. https://doi.org/10.1249/MSS.0b013e31817d8176.

Wang, ZiMian, Zhiliang Ying, Anja Bosy-Westphal, Junyi Zhang, Martin Heller, Wiebke Later, Steven B. Heymsfield, und Manfred J. Müller. „Evaluation of Specific Metabolic Rates of Major Organs and

Tissues: Comparison Between Men and Women". American Journal of Human Biology 23, Nr. 3 (Mai 2011): 333–38. https://doi.org/10.1002/ajhb.21137.

Weijs, Peter J. M., und Robert R. Wolfe. „Exploration of the Protein Requirement during Weight Loss in Obese Older Adults". Clinical Nutrition (Edinburgh, Scotland) 35, Nr. 2 (April 2016): 394–98. https://doi.org/10.1016/j.clnu.2015.02.016.

Weinsier, R. L., T. R. Nagy, G. R. Hunter, B. E. Darnell, D. D. Hensrud, und H. L. Weiss. „Do Adaptive Changes in Metabolic Rate Favor Weight Regain in Weight-Reduced Individuals? An Examination of the Set-Point Theory". The American Journal of Clinical Nutrition 72, Nr. 5 (November 2000): 1088–94. https://doi.org/10.1093/ajcn/72.5.1088.

Westerterp-Plantenga, M. S. „Green Tea Catechins, Caffeine and Body-Weight Regulation". Physiology & Behavior 100, Nr. 1 (26. April 2010): 42–46. https://doi.org/10.1016/j.physbeh.2010.02.005.

Westerterp-Plantenga, M. S., A. Nieuwenhuizen, D. Tomé, S. Soenen, und K. R. Westerterp. „Dietary Protein, Weight Loss, and Weight Maintenance". Annual Review of Nutrition 29 (2009): 21–41. https://doi.org/10.1146/annurev-nutr-080508-141056.

Westerterp-Plantenga, Margriet S., Manuela P. G. M. Lejeune, und Eva M. R. Kovacs. „Body Weight Loss and Weight Maintenance in Relation to Habitual Caffeine Intake and Green Tea Supplementation". Obesity Research 13, Nr. 7 (Juli 2005): 1195–1204. https://doi.org/10.1038/oby.2005.142.

Wolfe, R. R. „Metabolic Interactions between Glucose and Fatty Acids in Humans". The American Journal of Clinical Nutrition 67, Nr. 3 Suppl (März 1998): 519S-526S.

Wu, Ching-Lin, Ceri Nicholas, Clyde Williams, Alison Took, und Lucy Hardy. „The Influence of High-Carbohydrate Meals with Different Glycaemic Indices on Substrate Utilisation during Subsequent Exercise".

The British Journal of Nutrition 90, Nr. 6 (Dezember 2003): 1049–56.

Yang, Xiaoyan, Wenhai Sui, Meng Zhang, Mei Dong, Sharon Lim, Takahiro Seki, Ziheng Guo, u.a. „Switching harmful visceral fat to beneficial energy combustion improves metabolic dysfunctions". JCI Insight 2, Nr. 4 (o.J.). https://doi.org/10.1172/jci.insight.89044.